婴幼儿

杨静 ◎主编

营养保健手记

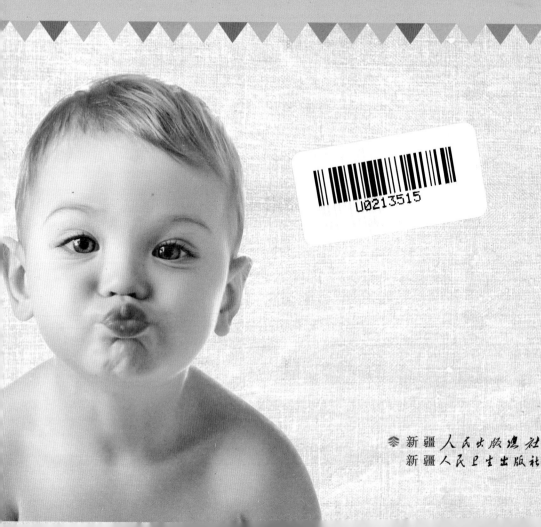

新疆人民出版社
新疆人民卫生出版社

图书在版编目（CIP）数据

婴幼儿营养保健手记 / 杨静主编． —— 乌鲁木齐：
新疆人民卫生出版社，2016.12
ISBN 978-7-5372-6851-6

Ⅰ．①婴… Ⅱ．①杨… Ⅲ．①婴幼儿－营养卫生－基
本知识 Ⅳ．① R153.2

中国版本图书馆 CIP 数据核字（2017）第 017398 号

婴幼儿营养保健手记

YINGYOU' ER YINGYANG BAOJIAN SHOUJI

出版发行	新疆 人民出版总社 新疆 人民卫生出版社
责任编辑	张鸥
策划编辑	深圳市金版文化发展股份有限公司
摄影摄像	深圳市金版文化发展股份有限公司
封面设计	深圳市金版文化发展股份有限公司
地　址	新疆乌鲁木齐市龙泉街 196 号
电　话	0991-2824446
邮　编	830004
网　址	http://www.xjpsp.com
印　刷	深圳市雅佳图印刷有限公司
经　销	全国新华书店
开　本	723mm×1020mm　　16 开
印　张	7
字　数	90 千字
版　次	2017 年 6 月第 1 版
印　次	2017 年 6 月第 1 次印刷
定　价	19.80 元

前言
Preface

　　小天使降临以后，初为人父人母的你，会遇到人生中很多个第一次。第一次喂奶，第一次给宝宝换尿布，第一次与宝宝做游戏，第一次听到宝宝喊爸爸或妈妈……当你在享受幸福和喜悦的同时，是否常常因为经验不足而感到有些力不从心？怎样才能成为称职的父母，养育出健康强壮的小小"智多星"呢？

　　这本《婴幼儿营养保健手记》从婴幼儿系统保健的角度出发，介绍基本常识，涵盖不同阶段婴幼儿的生长发育情况、日常护理要点、营养和科学喂养等多方面知识，以便让家长在了解宝宝身心发展规律的基础上，给宝宝更科学的照料。除此之外，本书从饮食原则、护理要点、中医保健等方面详解13种婴幼儿常见疾病，每一个细节、每一句叮咛都是您的贴心好帮手，让您能从容应对那些可能出现在宝宝身上的不期而遇的"小麻烦"，和您一同撑起宝宝健康成长的保护伞。书中推荐了多种婴幼儿营养食谱和各种保健按摩方法，并配有详细的步骤说明和二维码，您只需扫描书中的二维码，即可免费观看视频操作过程，轻松制作"爱心营养餐"，给宝宝更好的抚触，更全面的爱。

　　有健康才有未来。孩子健康，无疑是每个父母朴实、简单的愿望。看着孩子在自己的悉心呵护下快乐成长，那份喜悦和满足是其他任何事情都无法取代的。希望本书能帮您轻松地掌握一些照顾宝贝的要点，成为孩子的保健营养师。

目录
Contents

Part 3 奠定健康基础，
做好婴儿保健

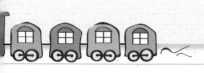

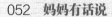

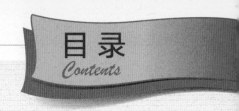

目录
Contents

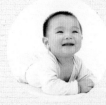

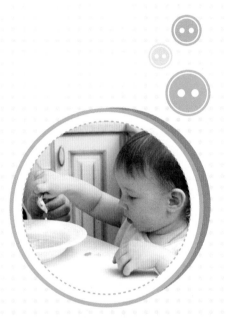

给宝宝全面又贴心的呵护

Part 1

学习育儿常识，
做宝宝的营养保健师

很多新手爸妈对于宝宝正常或异常的生理表征、日常护理，都束手无策。其实，只需学习一些基本的育儿常识，你就能做好宝宝的营养保健师。

生长测量

初为父母的我们对宝宝的生长状况不甚了解，想要掌握宝宝的生长发育状况，离不开科学的测量方法。

身高测量

身高是体型特征中重要的指标之一，也是及时掌握孩子生长发育情况的重要依据，正确的测量方法是获得孩子身高增长数据的前提。无需天天为宝宝测量身高，两三周测量一次即可。

[身高测量的具体方法]

1. 准备一块硬纸板（约长 120 厘米），将硬纸板铺于木板床上或靠近墙边的地板上。

2. 脱掉孩子的鞋袜、帽子、外衣裤和尿布，让孩子仰卧在硬纸板上，四肢并拢并伸直，使孩子的两耳位于同一水平线上，身体与两耳水平线垂直。

3. 用书本固定孩子头部，并与地板（床板）垂直，并画线标记。

4. 用一只手握住孩子两膝，使两下肢互相接触并贴紧硬纸板，再用书抵住孩子的脚板，使之垂直于地板（床板），并画线标记。

5. 用皮尺量取两条线之间的距离，即为宝宝的身高。

体重测量

体重增长是衡量婴幼儿营养状态和体格发育的重要指标之一，体重过轻或过重都是不健康的表现。婴幼儿体重测量较为简单，可用小被单将孩子兜住称重，然后减去小被单及包括尿布在内的一切衣物的重量，即为婴儿体重。另外，还可让家长抱着宝宝站在秤上称体重，再减去大人的体重和宝宝所穿的衣物重量，即为婴儿体重。

头围测量

用一条软尺，前面经过宝宝的眉间，后面经过枕骨粗隆最高处（后脑勺最突出的一点）绕头一周所得的数据即是头围大小。量时软尺应紧贴皮肤，注意尺不要打折，长发者应先将头发在软尺经过处向上下分开。

胸围测量

脱掉宝宝的上衣，将软皮尺经过宝宝两乳头平行绕一周读取数值，精确到 0.1 厘米，即为宝宝胸围。

呼吸测量

人的呼吸频率会随着年龄、活动、情绪等因素的变化而改变，年龄越小呼吸越快，新生儿每分钟呼吸 40 ～ 50 次，婴儿为每分钟 30 ～ 35 次，幼儿为每分钟 25 ～ 30 次，儿童为每分钟 20 ～ 25 次，成人为每分钟 16 ～ 20 次。呼吸测量应在宝宝安静状态下进行，最好与脉搏测量同时进行。一般可以数宝宝胸、腹起伏的次数。如果宝宝呼吸比较浅，不易计数，可用轻棉线放在鼻孔处，棉线吹动的次数即为呼吸的次数。测量时除了要观察呼吸次数外，还要观察宝宝的呼吸是否规律、深浅度如何、有无异味、有无鼻翼扇动或紫绀等情况。

体温测量　测量宝宝体温的常用方法是将一支体温计置于宝宝腋下，一般的测量步骤为：

① 测量者用拇指和食指紧握体温计的上端，手腕用力挥动体温计，使水银下降至球部，直至清楚地看到水银柱在35℃以下。

② 让宝宝坐在家长腿上或平躺在床上，解开宝宝的上衣，将体温计的水银端放置在宝宝的腋窝下。

③ 按住宝宝的胳膊，使体温计贴着他的身体，保持体温计牢牢地夹在腋下5分钟。

④ 取出体温计，横拿体温计上端，背光站立，缓慢转动体温计，读取水银柱的度数，即为宝宝的体温。

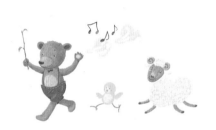

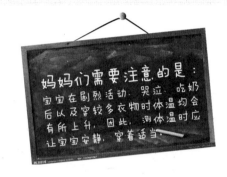

妈妈们需要注意的是：
宝宝在剧烈活动、哭泣、吃奶后以及穿较多衣物时体温均会有所上升，因此，测体温时应让宝宝安静，穿着适当。

脉搏测量

　　心跳与脉搏的跳动是一致的，脉搏跳动的强弱也反映了心脏跳动的强弱。所以，父母可以通过脉搏测量来了解宝宝的心脏情况。脉搏跳动的频率在婴幼儿及儿童时期易受外界影响而随时变动，年龄越小心率越快，且一般女孩比男孩快。当宝宝处于发热、哭闹或精神紧张等情况时，由于新陈代谢增加，脉搏数会相应增加，通常体温每上升1℃，脉搏加快10～15次。

　　正常婴幼儿的脉率为：新生儿每分钟120～140次，婴儿每分钟100～120次，幼儿每分钟90～100次。脉搏测量前应使宝宝安静，体位舒适，最好趁小儿熟睡时进行。家长可用自己的食指、中指和无名指按在小儿的动脉处，其压力大小以感受到脉搏跳动为准。常用测量脉搏的部位是手腕腹面外侧的桡动脉，或头部的颞动脉，或颈部两侧颈动脉。测量脉搏以1分钟为计算单位，家长可边按脉边数脉搏次数。

　　正常情况下，宝宝脉搏规律，搏动有力，手指按压时有弹性感。如发现脉搏跳动的频率增快或变缓，脉搏的节律不整齐，脉搏忽强忽弱，应及时请医生诊治。值得注意的是，宝宝在睡眠状态下可能受呼吸影响而出现轻微的脉搏节律不齐，这属于正常现象，家长无须担忧。

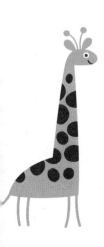

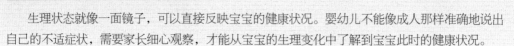
生理状态就像一面镜子，可以直接反映宝宝的健康状况。婴幼儿不能像成人那样准确地说出自己的不适症状，需要家长细心观察，才能从宝宝的生理变化中了解到宝宝此时的健康状况。

闻哭声

哭，是还不会说话的婴儿与大人的交流方式。宝宝正常的啼哭，声音抑扬顿挫，很响亮，并有节奏感，哭而无泪，每次哭的时间很短，一天大概能哭好几次。这时妈妈只要轻轻触摸他、对他笑，或把他的两只小手放在腹部轻轻摇晃两下，宝宝就会停止啼哭。

然而，小宝贝生病时的哭声通常是持续不断的虚弱的呜咽，而且表现得无精打采、食欲不振，同时还可能有呕吐、腹泻、发烧等症状，一旦发现宝宝有这些表现，就需要抓紧时间去看医生了。

观舌质

舌头是反映孩子身体健康状况的"晴雨表"，身体健康的宝宝舌头上有适中的薄苔，颜色淡红且口内无异味，即"淡红舌、薄薄苔"，一旦宝宝身体状况异常，舌质和舌苔就会发生相应的变化。

如果发现孩子舌头出现了以下变化，应及时带孩子去医院就诊：舌苔出现不均匀的剥落，看起来像地图模样；舌头发红、有浮苔；舌头光滑、无苔。值得注意的是，新生儿的舌质红、无苔和母乳喂养的婴儿有乳白色苔属于正常现象，妈妈不要过于紧张。舌质变化可作为健康的参考，家长切不可根据情况自行处理。

看便便

婴幼儿大便的次数和质地常常能清楚地反映其消化功能的状况。正常情况下，宝宝在出生后6～12小时会拉出胎便，胎便通常没有臭味、状态黏稠、颜色近墨绿色，主要由胎内吞入的羊水和胎儿脱落的分泌物组成。0～3个月母乳喂养的宝宝随着月龄的增加，排便次数会逐渐减少，便便无臭味，呈金黄色、黄色或棕色，较稀，呈糊状或水样，可能有黏液或奶瓣。2～3个月以后，宝宝的大便会慢慢变软、变厚，不干硬。添加辅食后，宝宝的排便次数会明显减少，有臭味，并逐渐成形。

如果有以下情况，父母应引起重视，并及时带孩子就医检查：足月的新生儿出生后24小时内没有排胎便，或胎便呈灰白色或陶土色；满月后，每日大便5～10次，含有较多未消化的奶块，或大便呈淡黄色，液状，量多，像油一样发亮，在尿布上或便盆中如油珠一样可以滑动，或粪便中水分增多，呈汤样，而且排便的次数和量有所增多。

定期体检

宝宝每一步的成长都是令人兴奋的，但也有一些隐隐的担忧：宝宝的发育正常吗？自己的喂养合理吗？这样的问题让家长困惑不已，因此，定期给宝宝做健康体检非常重要。

1. 体重标准：新生儿的正常体重为2.5～4.0千克；出生后前3个月婴儿体重增加最快，每月约增长750～900克，6个月平均每月增长600克左右，7～12个月平均每月增重500克，1岁时体重约为出生时体重的3倍；出生后的第二年，体重平均增长2500～3000克；2岁以后平均每年增长2000克左右，直到青春发育期。

2. 身高标准：婴儿在出生后的第一年身高增长最快，1岁时身高比出生时高25厘米；在出生后第二年，全年增长10～12厘米；从2岁到青春发育期，宝宝的身高平均每年增加6～7厘米。婴幼儿时期，同龄男孩比女孩身高要高些。

3. 头围标准：1岁以内是人体一生中头颅发育最快的时期，出生后前6个月头围会增加6～10厘米，后6个月约增长3厘米。宝宝2岁时头围约为48厘米，3岁时约为49.5厘米。

了解检查日期

宝宝出生后42天左右，需要到医院进行产后检查，以了解孩子的喂养及发育情况。目前我国儿童保健推行"四二一"制度，即1岁内查体4次，即每隔3个月检查1次；3岁之内查体2次，即每半年检查1次；3以后岁每年查体1次。

0~1岁宝宝检查项目

主要是对婴儿生长发育指标的监测，包括身高、体重、头围、胸围四项指标，还需要对宝宝的视力、听力、心理、智力发育进行筛查和咨询，并对婴幼儿常见的佝偻病、营养性贫血、腹泻、肺炎进行防治教育。

1~3岁宝宝检查项目

除了身高、体重、头围、胸围的检测外，还包括合理喂养指导和智力筛查，观察宝宝精细动作及大动作的发育是否正常。另外，医生还会针对此阶段宝宝容易发生的意外事故，指导家长如何在日常生活中避免。

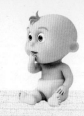

接种疫苗

　　婴儿出生以后，随着体内由母体获得的免疫力逐渐减弱或消失，加之外界环境不可避免包含有数千种细菌和抗原，宝宝患疾病的风险也随之增加。疫苗接种是帮助宝宝获得免疫力的重要途径，也是为孩子抵御疾病准备的第一道防御屏障。

　　根据我国卫生部规定，婴幼儿 1 岁内必须完成卡介疫苗、脊髓灰质炎疫苗、百白破混合制剂、麻疹疫苗、乙肝疫苗接种的基础免疫。按照疾病流行地区和季节的差异，或家长的意愿，有时也需要进行乙型脑炎疫苗、流感疫苗、水痘疫苗、甲型肝炎疫苗等的接种。

[预防接种前后需关注 4 点]

1. 如有以下情况，是否接种应由医生决定：感冒；患有哮喘、荨麻疹、心肝肾疾病、结核病和神经系统疾病；接种部位有严重皮炎、皮癣、湿疹及化脓性皮肤病。

2. 接种当天禁止洗澡，并注意注射部位的清洁卫生，以防局部感染。

3. 接种疫苗后，少数宝宝可能出现发热或接种处红肿、痛等现象，属正常表现，2～3天即可恢复。极个别宝宝会出现高热，或持续发热数日及其他异常反应，此时应及时带孩子就医。

4. 脊髓灰质炎疫苗（俗称糖丸）需低温保存，遇热会降低药效，家长不可自行带回家给孩子服用。口服糖丸30分钟后才能进食或喝水。另外，患腹泻的婴幼儿不宜服用糖丸。

我国儿童免疫接种表

疫苗种类	防治疾病	接种时间
卡介疫苗	结核病	宝宝出生后一周即可接种
脊髓灰质炎疫苗	小儿麻痹症	宝宝出生后 2 个月开始接种，每月 1 次，共三次；4 岁时需要再接种一次
百白破混合制剂	百日咳、破伤风、白喉	第一次接种在出生后 3 个月，连续三次，每次接种间隔时间为 1 个月；间隔一年后再接种一次
麻疹疫苗	麻疹	初种在宝宝出生后 8 个月，7 岁时需加强一次
乙肝疫苗	乙肝	分别为出生后、出生后 1 个月、出生后 6 个月，共接种三次

就医指南

即使宝宝稍有不适，父母也会心急如焚，但如果带宝宝去看医生不得其要领，不仅会使自己忙得团团转，还容易延误治疗时间。因此，掌握基本的就医常识很有必要。

就医情况

如果宝宝有这些情况中的任何一条都应及时就医：精神不振、呈脱水貌、不明原因的腹痛、喷射性呕吐、便血、疝气不能回纳（2小时内必须就诊）……如果出现呼吸急促、脸色青紫、少尿无尿、嗜睡、昏迷等严重情况，在自救的同时应尽快联系医院，以便及时对宝宝进行诊治。是否需要去医院，要根据宝宝的整体情况而定，家长如果无法自行处理或对宝宝的病情拿捏不准，还是应该到医院就诊。

病情描述

1. 孩子的年龄，如果是新生儿应该说明日龄；孩子出生时的体重，以便医生判定孩子的体重情况，并计算奶量或药物的剂量。

2. 妈妈的分娩方式，是顺产还是剖腹产。

3. 孩子目前存在的主要问题及经过的时间，例如：发烧，咳嗽3天。

4. 发病的经过，包括发病的起因、饮食情况（奶量，辅食）、全身症状、大小便情况、发展过程、去过的医院、用过哪些药。

5. 孩子出生前后的情况，包括胎次、产次、宫内情况、生后有无窒息或抢救、是母乳喂养还是人工喂养以及辅食添加情况、有没有添加保健药，等等。

6. 既往情况，包括疾病史、预防接种情况。

7. 有关的家族情况及所接触环境情况，如有无遗传病、传染病、环境污染等。

当宝宝有不舒服症状时，例如大便异常、咳嗽等，家长可以用照片或视频记录下来，再辅以客观准确的文字叙述，能更直观地向医生描述宝宝的情况。

就医要点

带宝宝去医院需带的物品有：病历手册、住院保险证、尿布、替换的衣物、宝宝的食物。如以高烧为主要症状就诊，需备退烧药和退烧贴，并在前往医院时采取降温措施，以免发生高热惊厥；如以腹泻为主要症状就诊，最好带上孩子刚拉的新鲜大便，怀疑小便有问题，则可带上宝宝的小便。

正确挂号：平时就需了解宝宝不同症状需要挂的科室，以便节省就医时间；如果宝宝表现出的症状让父母不知该到哪一科看医生，可先去导诊台，导医护士在简单询问本次就诊的主要症状后，会告诉你该挂哪一科的号。

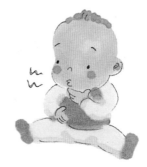

用药指导

小宝宝难免会出现些身体上的不适，家中为宝宝备一些常用药物是非常必要的。不过，家里备的药只能用在宝宝病情较轻时，一旦病情变化或加重，一定要及时到医院就诊，以免延误病情。

不要使用成人药

婴幼儿的肝、肾、神经等组织器官发育不完善，使用成人药物很容易损害肝、肾或发生中毒反应。凡说明书注明小儿不宜使用的，一定不要随便给孩子用，如阿司匹林类解热镇痛药适于成人用，给患儿用不易掌握用量，一旦过量，会导致出汗过多而虚脱。

方法要经医师确认

虽然大部分婴幼儿用药对肠胃的伤害较小，在饭前或饭后服用均可，但具体的使用方法仍需经过医师确认，才能保证收到良好的疗效，并把对宝宝身体的不良影响降低。

用法用量需精准

不论是药品的使用时间、频率，还是用量，都需要父母严密管控。一旦超出剂量，就容易引发中毒，而剂量过少则不易达到疗效。3岁以内的婴幼儿不要用片剂，应首先选择液体制剂、冲剂，而婴儿尤其适宜滴剂，剂量容易掌握而且服用方便。

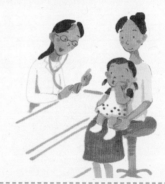

不建议混合用药

某些药物与乳制品结合后会使药效降低，因此不建议把药物加入牛奶中服用。除此之外，葡萄柚汁会使药物的剂量相对变高，也应避免并用。

不可自行服药

药物忌吃别人的，或是自己以前剩下的。即使是类似的症状，前后病因可能有很大不同，况且药物也可能出现过期、变质等种种问题。除非出现特别紧急的情况，比如宝宝高烧不退，已经影响到神智，否则在送到医院诊断前都不要自行服用药物，以免影响医师的诊断。尤其是退烧药，只能让孩子暂时性退烧，并不会使宝宝痊愈，如果一直使用药物反复退烧，会增加孩子的肝肾负担。孩子是否需要用药，用何种药，应由医生先确认病因，再对症用药。

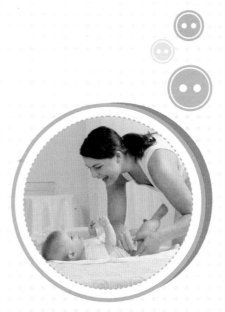

悉心呵护成长，
做好新生儿保健

对于新生命的悉心呵护，除了爱，还需要科学的方法和足够的耐心。怎样才能给娇弱的小生命更好的呵护呢？从做好新生儿保健开始吧！

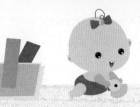

宝贝档案

　　一般刚出生的宝宝（足月），其发育情况为：男孩体重约为 3.3 千克，身高约为 50 厘米，头围约为 34 厘米，胸围约为 32 厘米，而女孩体重约为 3.2 千克，身高约为 49 厘米，头围和胸围则与男孩非常接近。妈妈们需注意，这只是作为参考，每个宝宝的发育情况不同也会影响相应指标。尤其是刚出生的宝宝，由于睡眠不足或吸乳过少，体重会有所下降，在 3～4 日龄时体重达到最低，至 7～10 日龄则会开始恢复之前的体重，随后稳步增长。

　　其实，新生儿在动作、语言和认知等方面也会有自己独特的标签，妈妈们千万不要忽略哦！如宝宝的手经常会呈握拳状，当有人用手或拨浪鼓触碰他的手掌时，会紧握住拳。虽然第一声啼哭算不上语言，但用不了多久，宝宝的哭声会传递出饿了、尿了或是不舒服的信息。至于认知方面，刚出生的宝宝还没有直接的注意力。

日常护理

期待已久的宝宝终于降临，从现在开始，这个小生命将完全依赖你，你该如何给这个新生命更全面的呵护？升级为爸妈的你，在激动欣喜之余，是不是已经为如何护理心爱的宝贝做足了准备？

脐带护理

　　脐带是胎儿最初的生命线，在宝宝出生后会被剪断，其残端类似于一个伤口，若在正常干燥脱落之前护理不当，会引起病菌入侵。所以，脐带的护理很重要。研究发现，大多数的脐带感染是由于使用肥皂清洁脐部引起的，对此，专家建议，新生儿出院后，仍然要以优碘等杀菌剂来清洗脐带。

居室环境

　　新生儿调节体温能力较差，尤其是早产儿，体重轻，体质差，易受冷引起肺炎、感冒等病症，故要保持理想的室温。一般以 22～24℃为宜。忽冷忽热、忽干忽湿的空气，都不利于宝宝的健康。另外，要保持新生儿卧室的清洁卫生，并注意定时开窗通风换气，保证房间的空气清新。

更换尿布

　　具体方法：展开新尿布,铺平褶皱;打开脏污的尿布,擦净肛门;缓慢地将脏尿布卷起后拿开;一只手抬起宝宝的屁股，另一只手将新尿布放好；将尿布向肚子上方牵拉，注意左右对称；粘好腰部的纸带。注意，新生儿的肌肤很敏感，如果衣物脏了要及时更换，否则会刺激皮肤，另外，一定要保持宝宝的阴部和肛门的干净。

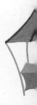

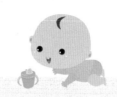

喂养计划

吃，是新生儿生活中的头等大事。出生前，宝宝在母体内依靠脐带输送营养；出生后，如何哺乳，怎样科学地喂养宝宝，成了新手妈妈们的重要课题。面对嗷嗷待哺的孩子，新手妈妈们需要学习、掌握基本的喂养知识。

营养需求

新生儿消化、吸收、代谢功能尚不完善，且胃的容量很小，一般为25～50毫升，因此需要少量、多次喂养。新生儿最好的食物当属母乳。在此快速生长期，宝宝对各种营养素的需求会增加，那么究竟多少才合适呢？

每日营养需求

能量	蛋白质	脂肪	烟酸	叶酸	维生素 A
379 千焦 / 千克体重（非母乳喂养加 20%）	1.5～3 克 / 千克体重	总能量的 40%～50%	2 毫克烟酸当量	25 微克叶酸当量	375 微克视黄醇当量
维生素 B_1	维生素 B_2	维生素 B_6	维生素 B_{12}	维生素 C	维生素 D
0.1 毫克	0.4 毫克	0.5 毫克	0.3 微克	20～35 毫克	10 微克
维生素 E	钙	铁	锌	镁	磷
3 毫克 α－生育酚当量	400 毫克	0.3 毫克	3 毫克	40 毫克	150 毫克

喂养方法

1. 母乳喂养。母乳里含有丰富的免疫物质和营养物质，可满足宝宝的需要。产妇分娩后，可立即让宝宝吸允双侧乳头。新生儿应按需哺乳，每次哺乳时间 10～20 分钟。正确的母乳喂养姿势：侧向抱着宝宝，手腕支撑其颈部，使宝宝的嘴正好对着乳头。哺乳后，将其直立抱起，头部靠在肩上，轻轻拍打背部，促进宝宝打嗝。睡觉时让宝宝侧卧，以免吐出的奶水堵塞气管。

2. 人工喂养。指母乳不足或妈妈患有某种疾病不能母乳喂养而必须采用配方奶喂养的方式。需严格按照调配比例配制乳品，并注意观察宝宝的排便情况和实际吸收情况进行喂养。

3. 混合喂养。指母乳不能满足宝宝的营养需求或母乳不足时，用配方奶代替一部分母乳喂养宝宝。常见的替代品有配方牛奶、羊奶、母乳化婴儿奶粉等。应注意所用的奶瓶、奶锅和汤匙每次用完都要进行消毒。

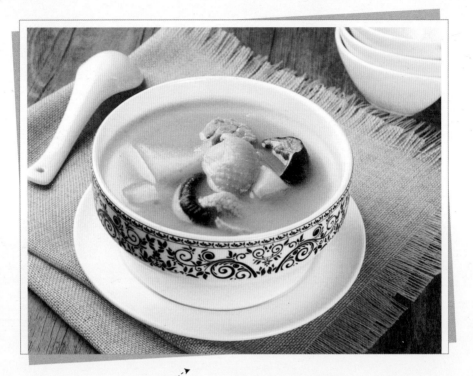

冬瓜鲜菇鸡汤

原料： 水发香菇 30 克，冬瓜块 80 克，鸡肉块 50 克，瘦肉块 40 克，高汤适量

调料： 盐 2 克

• 做法 •

① 锅中注水烧开，倒入鸡肉块和瘦肉块，搅散，汆去血水，捞出沥干，备用。

② 锅中注入适量高汤烧开，倒入汆过水的鸡肉块、瘦肉块，搅散。

③ 放入备好的冬瓜、香菇，搅拌片刻。

④ 盖上盖，用大火煮 15 分钟，转中火煮 2 小时至食材熟软。

⑤ 揭盖，加少许盐，搅拌均匀至食材入味。

⑥ 关火，盛出煮好的汤料，装入碗中即可。

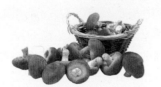

•小叮咛•

本品能养胃生津、利尿催乳。香菇中的香菇多糖能增强机体免疫力，对妈妈和宝宝都十分有利。

双菇蛤蜊汤

原料: 蛤蜊 150 克,白玉菇段、香菇块各 100 克,姜片、葱花各少许

调料: 鸡粉、盐、胡椒粉各 2 克

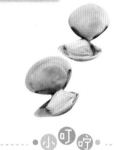

做法

① 锅中注入适量清水烧开,倒入洗净切好的白玉菇段、香菇块。

② 倒入备好的蛤蜊、姜片,搅拌均匀,盖上盖,煮约 2 分钟。

③ 揭开盖,放入适量鸡粉、盐、胡椒粉,拌匀调味。

④ 关火,盛出煮好的汤料,装入碗中,撒上葱花即可。

小叮咛

蛤蜊是低热量、高蛋白的食物;香菇富含多种活性物质。新妈妈食用本品,有助于乳汁的分泌。

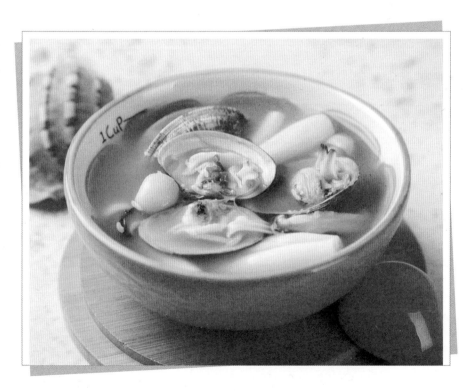

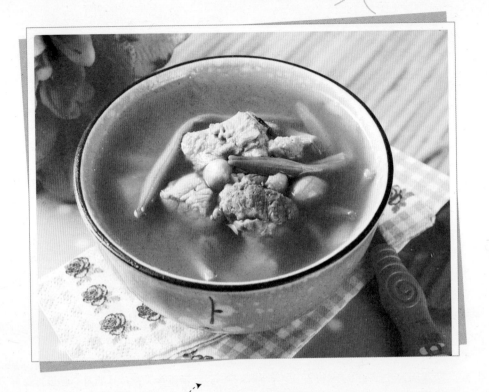

黄花菜花生百合排骨汤

原料： 排骨块 200 克，黄花菜 50 克，花生米 60 克，鲜百合 30 克，高汤适量

调料： 盐 3 克

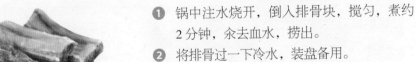

- ① 锅中注水烧开，倒入排骨块，搅匀，煮约 2 分钟，余去血水，捞出。
- ② 将排骨过一下冷水，装盘备用。
- ③ 砂锅注入高汤烧开，倒入焯好的排骨。
- ④ 倒入洗好的黄花菜、花生米、鲜百合，搅拌匀。
- ⑤ 盖上盖，用大火烧开后转小火炖 1～3 小时至食材熟透。
- ⑥ 揭开盖，加入盐，拌匀调味；盛出炖煮好的汤料，装入碗中即可。

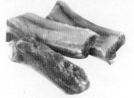

·小叮咛·

本品有清热、利湿、消食、明目、安神、利尿等功效，有助于改善月子期妈妈的睡眠。

萝卜丝煲鲫鱼

原料： 鲫鱼 500 克，白萝卜 150 克，胡萝卜 80 克，姜丝、葱花各少许

调料： 盐 3 克，鸡粉 2 克，胡椒粉、料酒各适量

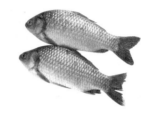

• 做法 •

① 洗净去皮的白萝卜切片，改切丝；胡萝卜去皮，切丝。

② 砂锅中注入适量清水，放入处理好的鲫鱼。

③ 加入姜丝，淋入料酒，盖上盖，用大火煮 10 分钟。

④ 揭盖，倒入胡萝卜丝、白萝卜丝，盖上盖，用小火续煮 20 分钟至食材熟透。

⑤ 揭盖，加入适量盐、鸡粉、胡椒粉，拌匀。

⑥ 关火后盛出煮好的菜肴，装入碗中，撒上葱花即可。

• 小叮咛 •

鲫鱼中含丰富的维生素 A 和不饱和脂肪酸，能起到丰胸催乳的作用，有利于乳汁的分泌，对宝宝有利。

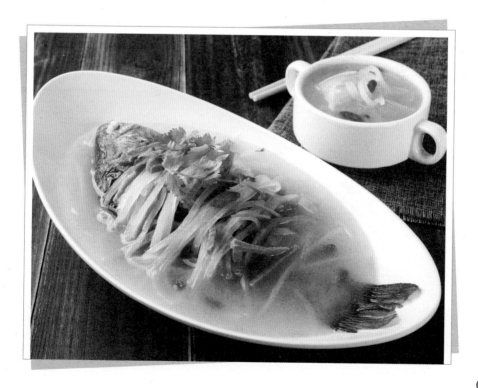

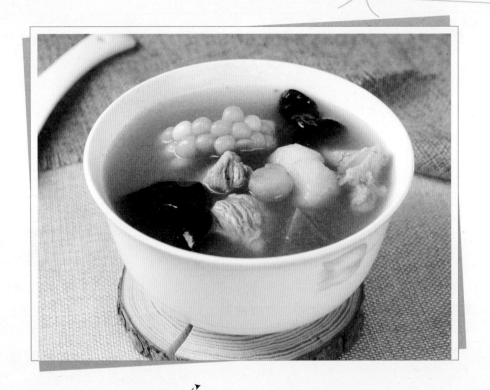

干贝木耳玉米瘦肉汤

原料： 玉米 200 克，去皮胡萝卜、瘦肉各 150 克，水发黑木耳 30 克，水发干贝 5 克，去皮马蹄 100 克

调料： 盐 2 克

• 做法 •

① 胡萝卜切滚刀块，玉米切段，瘦肉切块。

② 锅中注入清水烧开，倒入瘦肉，汆片刻。

③ 关火后将汆好的瘦肉捞出，沥干水分，装入盘中备用。

④ 砂锅注入适量清水，倒入瘦肉、玉米、胡萝卜、马蹄、木耳、干贝，拌匀。

⑤ 加盖，大火煮开后转小火煮 3 小时至析出有效成分；揭盖，加入盐，搅拌至入味。

⑥ 将煮好的汤盛出，装入碗中即可。

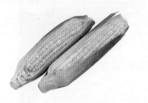

小叮咛

玉米含有膳食纤维、胡萝卜素、维生素 E、镁、硒、钙等营养成分，搭配木耳，能健脾止泻、利尿消肿。

银耳猪肝汤

原料：水发银耳、小白菜各 20 克，猪肝 50 克，
葱段、姜片各少许
调料：盐 3 克，生粉 2 克，酱油 3 毫升，食用
油适量

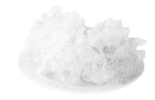

· 做法 ·

1. 锅中注油烧热，放入准备好的姜片、葱段，
   爆香。
2. 锅中注入适量清水烧开，放入洗净切碎的
   银耳，拌匀。
3. 倒入用盐、生粉、酱油腌渍过的猪肝，用
   中火煮约 10 分钟至熟。
4. 放入洗净切好的小白菜，煮至变软。
5. 加少许盐调味，拌煮片刻至入味，盛出煮
   好的汤料，装入碗中即可。

· 小叮咛 ·

猪肝富含维生素 A，妈妈食用可以
通过母乳供给给宝宝。制作时银耳
先泡发，再去根，能改善成品的口感。

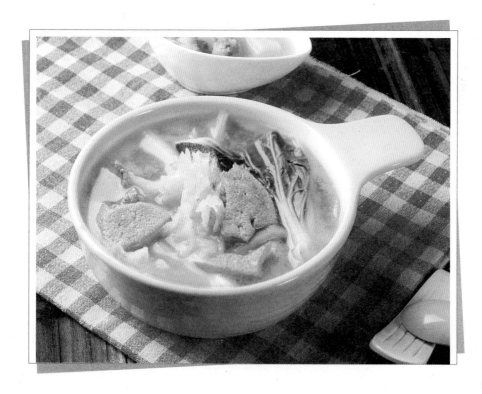

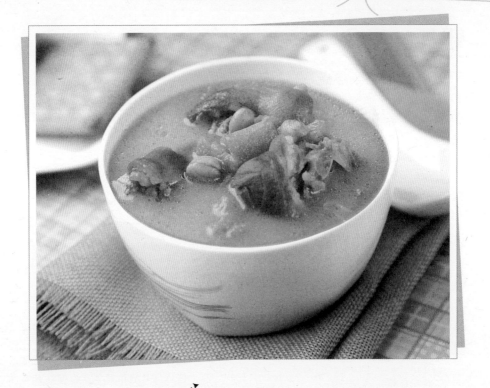

木瓜鱼尾花生猪蹄汤

原料： 猪蹄块 80 克，鱼尾 100 克，水发花生米 20 克，木瓜块 30 克，姜片少许，高汤适量

调料： 盐 2 克，食用油适量

• 做法 •

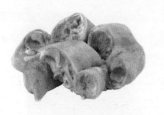

1. 锅中注水烧开，倒入洗净的猪蹄块，搅拌片刻，余去血水，捞出。
2. 炒锅中注入食用油，放姜片爆香，加入鱼尾，煎出香味，倒入高汤煮沸。
3. 取出煮好的鱼尾，装入鱼袋，扎好，备用。
4. 砂锅中注入煮过鱼尾的高汤，放入猪蹄、木瓜、花生、鱼尾。
5. 大火煮 15 分钟，转中火煮 3 小时左右至食材熟软。
6. 加盐调味，搅拌至入味，盛出煮好的汤料，稍稍放凉即可食用。

• 小叮咛 •

常喝此汤能补充钙质、利尿通乳。嫩木瓜不要切得太小，以免煮烂了破坏口感。

018

抚触按摩

　　轻轻地按摩宝宝，既有利于宝宝的身心发展，又能与宝宝建立深厚的情感纽带。每次抚触可以从任何部位开始，也可以反复抚触同一部位，全程抚触时间以15～20分钟为宜。

头部：一手托宝宝头，另一手食指、中指、无名指的指腹从前额中央发际向后发际抚触，经枕骨粗隆绕至耳后乳突处轻压，反复动作，换手抚触另半部。

胸部：左手放在宝宝的胸廓右缘，左手食指、中指的指腹由右胸廓外下方经胸前向对侧锁骨中点滑动抚触，反复动作，换手抚触另半部。

腹部：在宝宝的腹部用手掌轻轻按"心形"抚触。

上肢：用右手握住宝宝右手，虎口向外，左手从近端向远端螺旋滑行达腕部。换右手滑行，重复滑行。

下肢：用右手拎住宝宝的右脚，左手从大腿根部向脚腕处螺旋滑行。用左手拎住宝宝的左脚，右手从大腿根部向脚腕处螺旋滑行。

后背：宝宝呈俯卧位，以脊柱为中点，双手手指腹向外滑行，从上滑向骶尾部。由于背部抚触时，宝宝看不到妈妈的身影，因此不仅要注意手法稳、准，还要始终保持与宝宝身体的接触和情感的交流。

智能开发

智力训练

　　听觉、视觉、味觉、嗅觉、触觉，是人感知外部世界的五个通道。充分刺激孩子的感觉器官，能促使大脑活动。因此，婴儿要训练五官。宝宝出生后就能注视或跟踪移动的物体或光点，喜欢看轮廓清晰和颜色鲜艳的图形，可将彩色玩具来回移动以引起宝宝的注意。和宝宝面对面笑着说话或听轻柔的音乐，可以训练其听力。至于味觉和嗅觉，在每次哺乳时，宝宝都能用鼻子嗅出妈妈身上的味道。触觉则可从抚触中感受。

体格成长

　　宝宝运动技能的形成，需要身体和大脑的协调。而刚出生的宝宝由于发育不完全，能颈部支撑头部和抬头就已经很不错了。新生儿第7～9天时可自己转动头部，妈妈可以用八音盒或带声音的玩具在宝宝的侧面作响，引导宝宝转头，还可以抱宝宝看风景，抱的时候用左手抱宝宝的臀部，右手托着枕部，以此锻炼宝宝的颈部肌肉和用颈部支撑头部。另外，在宝宝的脚附近放置会发出响声的球，一旦宝宝碰到，就会有意识地去踢，以此锻炼肢体。

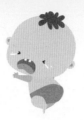

妈妈有话说

新生儿啼哭化解

新生儿啼哭是一种本能反应，是表达情绪的特殊语言，也是与父母交流的方式和对内外环境刺激的反应。啼哭有病理性和非病理性两种，病理性啼哭一般指感染、疼痛等，而非病理性啼哭可包括"冷、热、饿、渴、尿、便、困、怕"等。下面将重点介绍非病理性啼哭的表现。

新生儿非病理性啼哭自查表

问题	表现	解决办法
寒冷	哭声低，乏力，皮肤花纹或紫绀，严重时苍白、干燥，全身蜷曲，动作减少	抱在自己温暖的怀中或加盖小被子
热	哭声响亮，有力，皮肤潮红，额面部可以看到轻度出汗，四肢出现活动，严重者可出现轻度发热	松解或移开所盖或包裹的小被子，出汗多者需擦汗换衣，如出现发热者需洗温水澡
饥饿或口渴	哭声洪亮，音调高，而且有规律，同时头部左右转动，口唇出现吸吮动作，并伴伸舌和吞咽动作	试探性地碰触新生儿的嘴唇，如果新生儿立刻含住奶头吸吮起来，则给予喂奶。如果喂完奶后仍啼哭，再多喂点奶，如果天气热，可适当喂些水
尿湿或解便	哭声常突然出现，有时很急，下肢的活动比上肢的活动要多；解便前有时出现面色涨红用力状	可更换尿布，并注意小屁股的清洁与润肤，以防止尿布皮炎的发生
困乏	哭声响亮，双手揉搓面部，尤其是鼻子和眼睛	妈妈轻拍新生儿，注意拍打的节律，可稍慢于心率，并随着新生儿哭声的时有时无，拍打越来越轻，节律也越来越慢，直至睡着
惧怕	双臂举起，拥抱状，或哆嗦一下等，哭声随后立即出现，哭声急，面部涨红	妈妈如给予轻声安慰拍哄，啼哭可较快消失
母乳过少或奶嘴开口过小	可见新生儿吸吮几口才吞咽，数分钟后即出现啼哭，哭几声后再吃，反反复复	母乳喂养后加配方牛奶，或适当将奶嘴开口开大或换奶嘴，以挤压后奶汁流出顺畅为合适

新生儿疾病防治

任何感染都会引起啼哭，如口腔炎、肺炎、败血症、肠炎以及尿路感染等。各种疼痛也会刺激啼哭，常表现为突然的尖叫，如肠痉挛、肠梗阻、斜疝嵌顿、尿布皮炎等，发现可疑病理性啼哭时，父母要观察新生儿有无其他症状，如呕吐、摇头、气急等，并及时到医院就诊。

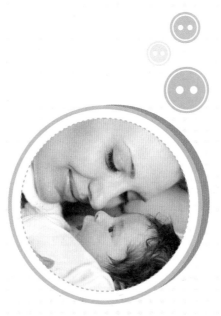

Part 3

奠定健康基础，做好婴儿保健

宝宝成长到婴儿期，每一天都会有新的变化，对他的护理自然也应随之升级。不管是简单的喂养，还是宝宝的智力开发，每一个细节都值得新手爸妈们用心学习，以奠定宝宝的健康基础。

宝贝档案

宝宝出生后的 1 ～ 12 个月，是宝宝由原来依赖母体寄生到独立生活的重要阶段，这个阶段的宝宝相对来说机体还很脆弱，消化系统尚未完善，但生长发育却特别快，因此这个阶段的保健非常重要。我们来看看宝宝生长发育的迅速程度吧！

发育指标		1 ～ 3 个月	4 ～ 6 个月	7 ～ 9 个月	10 ～ 12 个月
体重 kg	男宝宝	4.7 ～ 8.5	5.9 ～ 10.3	7.1 ～ 10.5	8.1 ～ 12.2
	女宝宝	4.4 ～ 7.8	5.5 ～ 9.5	6.7 ～ 10.3	7.5 ～ 11.6
身高 cm	男宝宝	55.6 ～ 67.1	59.7 ～ 73.2	67.5 ～ 77.5	70.0 ～ 82.7
	女宝宝	54.6 ～ 65.0	58.6 ～ 71.6	65.6 ～ 73.5	68.9 ～ 81.5
头围 cm	男宝宝	37.1 ～ 43.6	39.7 ～ 46.7	43.0 ～ 48.0	43.5 ～ 49.4
	女宝宝	36.2 ～ 42.5	38.8 ～ 45.6	42.1 ～ 46.9	42.4 ～ 47.8
胸围 cm	男宝宝	36.2 ～ 45.3	38.3 ～ 48.1	40.7 ～ 49.6	42.0 ～ 50.5
	女宝宝	35.1 ～ 42.7	37.3 ～ 46.9	39.7 ～ 48.4	40.9 ～ 49.4
授乳量		每次 120 ～ 150 毫升，每天 7 ～ 8 次	每次 150 ～ 210 毫升，每天 4 ～ 5 次	每次 180 ～ 210 毫升，每天 3 ～ 4 次	每次 210 ～ 240 毫升，每天 2 ～ 3 次
智力特征		能分辨声音，听到妈妈的声音会笑；任何东西总想放到嘴边尝一下；对周围的好奇和关注越来越强烈。	认识一些熟悉的物品；会用不同的声音表达自己的情绪；会模仿大人的动作，会呀呀学语了。	模仿能力增强，开始听懂一些大人的话；对熟悉的人表示兴趣和友好；喜欢带有图案的图画书。	理解能力提高，开始会叫"爸""妈"；喜欢和家人一起听故事、玩游戏；玩具不见了会自己找。
体能特征		能看清物体较细小的部分，视线会跟着鲜明的物体移动；会把拇指或者小拳头放在嘴里吸吮。	能用双臂支撑起上半身，能自己翻身；会用双手拿东西；可以自己坐一会儿，做出要爬的姿势。	会用四肢爬行，能用双手抓东西吃了；自己能坐得稳当；会用两手拿着东西互相击打。	能独立站立，手指头变得灵活；抓握动作接近大人，能在大人扶着时蹲下、弯腰；少数宝宝会走路了。

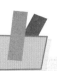

日常护理

很多新手妈妈可能会认为1岁前的宝宝大多数时间都是处于睡眠状态，所以只要让他吃好睡好就一切OK了，其实不然。婴儿期是孩子重要的生长阶段，也是身体器官发育、功能完善的重要阶段，需要爸爸妈妈投入很大的精力来为宝宝的健康成长打下牢固的基础。

皮肤护理

首先要选择婴儿专用洗护用品，并注意每次使用量。因为婴儿皮肤角质层较薄，相对成人而言，皮肤的渗透性强，易过敏或感染。此外，由于婴儿汗腺较成人分布密集，但排汗功能较差，皮肤会因汗液刺激而产生痱子，所以，妈妈在为宝宝选择贴身物品时，应选用纯绵、柔软、易吸水的内衣、尿布以及细腻优质的婴儿爽身粉等，并及时更换汗湿的衣物。

视力发育

宝宝出生2个月后就已经学会注视，随着视力的渐长，除了供给丰富的蛋白质和维生素外，还要注意给宝宝补充钙和铬。钙和铬缺乏是造成视力发育不良、形成近视的重要原因之一。此外，爸爸妈妈还要学会帮宝宝培养良好的用眼习惯，不看电视，避免长时间视物，并保证宝宝在光线充足的地方使用眼睛。

心理健康

宝宝的身体在慢慢发育时，心智也在不断成长。虽然他们还不太会说话，但是他们都能感觉到家人的关爱。这个时候，爸爸妈妈要多对宝宝进行抚摸和安抚，多抱抱宝宝，逗逗宝宝，跟宝宝说说话，唱唱歌，让宝宝觉得身边的环境是开心愉快的，给宝宝一个良好的心理发育环境。这样不仅能增进父母和宝宝的感情，还有助于宝宝的听力和语言能力的开发。

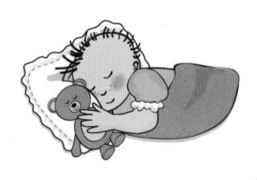

优质睡眠

良好的睡眠对宝宝的成长和发育至关重要。适宜的温度能让宝宝睡得更安稳，有利于宝宝睡觉的卧室温度为20～25℃。同时，选择适合宝宝身体发育的寝具和床品也很重要。宝宝床宜选用木质或带布包围栏的，防止宝宝翻身和碰头，床品选用纯棉制品。此外，应保证宝宝每天至少10个小时的睡眠，且最好能在晚上9点前入睡。妈妈还可在宝宝睡觉前给宝宝讲睡前故事、哼唱儿歌等，这样有助于宝宝培养睡觉情绪，减少入睡所需的时间，并且睡得更安稳。

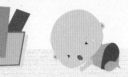

喂养计划

从宝宝呱呱坠地的那一刻起，如何喂养宝宝便成了妈妈们首要面对的问题。从最初的母乳喂养到添加辅食，再到接近正常的饮食，宝宝的每一餐都需要特别注意，不仅要满足宝宝对营养物质的需求，更要掌握正确的喂养方法。

营养需求

充足的营养是宝宝健康成长的重要保证。4个月前宝宝的生长所需可从母乳中获取，但从第4个月开始需添加辅食，因为仅靠母乳中的营养已不能满足宝宝发育的需求。但营养素的补给和辅食添加需根据宝宝生长发育情况来定。

不同月龄宝宝营养需求表

	1～3个月	4～6个月	7～9个月	10～12个月
能量	397千焦/千克体重（非母乳喂养加20%）			
蛋白质	1.5～3克/千克体重			
脂肪	总能量的40%～50%		总能量的35%～40%	
烟酸（毫克烟酸当量）	2	2	3	3
叶酸（微克叶酸当量）	65	65	80	80
维生素A（视黄醇当量）	400	400	400	400
维生素B_1（毫克）	0.1	0.2	0.3	0.4
维生素B_2（毫克）	0.4	0.4	0.5	0.5
维生素B_6（毫克）	0.1	0.1	0.3	0.6
维生素B_{12}（微克）	0.3	0.4	0.5	0.5
维生素C（毫克）	20～35	40	50	50
维生素D（微克）	10	10	10	10
维生素E（毫克 α-生育酚当量）	3	3	3	3
钙（毫克）	400	400	400	500
铁（毫克）	0.3	0.3	10	10
锌（毫克）	3	3	5	8
镁（毫克）	30	40	65	70
磷（毫克）	150	150	300	300

喂养方法

坚持母乳喂养

母乳是宝宝的最佳食物和天然保健食品，对一岁内宝宝的健康成长至关重要。母乳中的蛋白质、脂肪、糖类、钙、铁、锌等营养素的比例有利于婴儿消化吸收，且母乳含有大量活性免疫因子，能使宝宝对细菌和病毒的抵抗力增强，减少婴儿疾病的发生。因此，即使开始添加辅食，也应该遵循母乳喂养为主，适当添加辅食的喂养原则。

适时添加辅食

0～1岁的宝宝生长发育非常快，尤其是前半年，其体重可达出生时的两倍多，除了坚持母乳喂养外，当宝宝长到4～6个月的时候，妈妈就应该开始逐渐添加辅食了，如蔬果汁、米汤、鱼泥、肉泥、饼干等，为以后逐渐断奶打好基础。此时添加食物应遵循以下原则：由稀到稠，由少到多，由细到粗，由一种到多种，并在宝宝身体健康、消化功能正常时适当添加。

注意营养的补充

11～12个月的宝宝，可以开始断掉母乳，哺喂方式逐步向幼儿方式过度，适当减少餐数，增加每餐的食量，每天的食物以一日三餐的食物为主，两餐之间可以添加一些点心。要注意的是，婴儿期的这最后两个月是宝宝身体生长较迅速的时期，需要更多的糖类、脂肪和蛋白质。宝宝的奶制品应继续补充，奶量可根据宝宝吃鱼、肉、蛋的量来决定，一般每天补充奶量应不低于250毫升。辅食的量在以前的基础上逐渐增加，选择食物的营养应更全面和充分，除了瘦肉、蛋、鱼、豆浆外，还有蔬菜和水果，食物也要经常变换花样，以提高宝宝进食的兴趣。

宝宝的食物应少糖、无盐

糖虽然能够为宝宝提供热量，但是摄入过多却会引起维生素的缺乏，还易造成肥胖，养成偏食、挑食的坏习惯。而盐摄入过多会增加宝宝的肾脏负担，对宝宝的肾脏发育不利。所以，妈妈在给宝宝制作食物时应尽量少糖无盐，让宝宝尝到各种食物的天然味道。

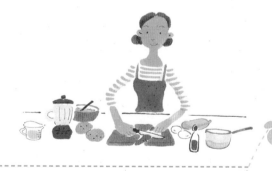

培养正确的饮食习惯

定时定量，有助于宝宝规律饮食；食物宜多样化，不要只喂宝宝喜欢的食物，避免养成挑食的习惯；适当补充餐点，尤其是学步期间的宝宝，活动量增大、消耗多，需要添加一些点心来补充热量。但不能给宝宝吃太多点心，特别是餐前1小时内不要吃零食，以免宝宝不好好吃正餐；吃饭时让宝宝坐在餐桌前与大人一同进食，不要边玩边吃，从一开始就让宝宝养成良好的饮食习惯。

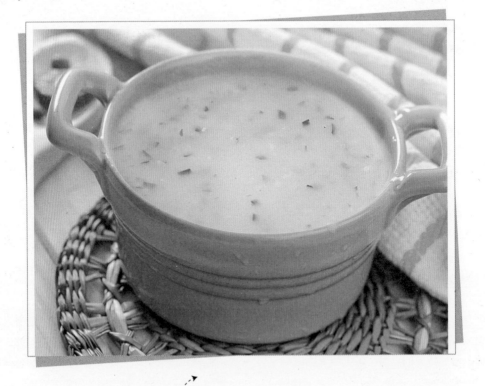

黄瓜米汤

原料：水发大米 120 克，黄瓜 90 克

• 做法 •

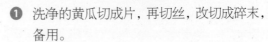

❶ 洗净的黄瓜切成片，再切丝，改切成碎末，备用。

❷ 砂锅中注入适量清水烧开，倒入洗好的大米，搅拌匀。

❸ 盖上锅盖，烧开后用小火煮 1 小时，至大米熟软。

❹ 揭开锅盖，倒入黄瓜，搅拌均匀。

❺ 盖上锅盖，用小火续煮 5 分钟。

❻ 揭开锅盖，搅拌一会儿。

❼ 将煮好的米汤盛出，装入碗中即可。

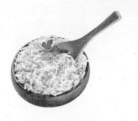

• 小叮咛 •

大米中的钙和铁的含量丰富，能促进幼儿骨骼和牙齿发育，预防缺铁性贫血。

嫩南瓜糯米糊

原料：糯米粉 40 克，嫩南瓜 55 克

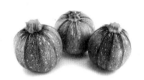

●做法●

❶ 洗净的嫩南瓜去皮、去瓜瓤，再切丝，改切成丁，待用。

❷ 锅置火上，放入切好的嫩南瓜，拌匀，至其变软。

❸ 倒入备好的糯米粉，注入适量清水，调匀，关火后盛出，滤入碗中，制成米糊，待用。

❹ 另起锅，倒入备好的米糊，煮约 6 分钟。

❺ 边煮边搅拌，至食材成浓稠的糊状，关火后盛入碗中即可。

●小叮咛●

如果本品是为月龄偏大的宝宝准备的，嫩南瓜丁可以适当切大一点，有助于锻炼宝宝的咀嚼能力。

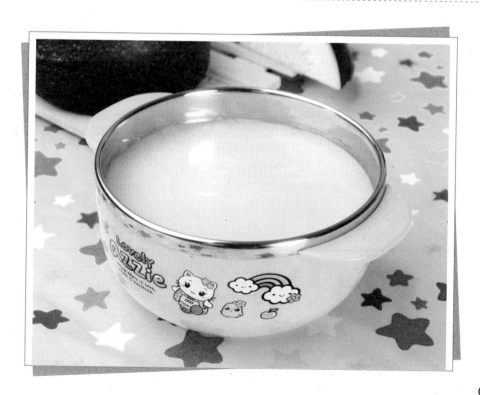

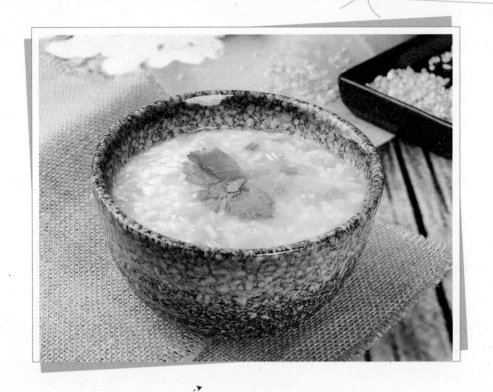

芹菜粥

原料： 嫩芹菜 30 克，大米 250 克
调料： 白糖少许

· 做法 ·

① 洗好的芹菜切小段，备用。

② 砂锅中注入适量清水，用大火烧热，倒入洗好的大米。

③ 盖上盖，用大火煮开后转小火煮 40 分钟至大米熟软。

④ 揭盖，倒入切好的芹菜，拌匀，加入白糖，搅拌均匀。

⑤ 略煮一会儿，至白糖溶化、芹菜熟软。

⑥ 关火后盛出煮好的粥，装入碗中。

⑦ 撒上少许芹菜叶即可。

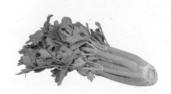

芹菜含有蛋白质、膳食纤维、胡萝卜素、B 族维生素等营养成分，多给宝宝吃芹菜有利于肠道健康。

红薯牛奶甜粥

原料：糯米 100 克，红薯 300 克，牛奶 150 毫升，熟鸡蛋 1 个

调料：白砂糖 25 克

·做法·

❶ 砂锅置于火上，往其中注入适量清水，用大火烧开。

❷ 加入已浸泡半小时的糯米、切好的红薯，搅拌均匀。

❸ 盖上盖，烧开之后转小火煮约 40 分钟，至材料煮熟。

❹ 揭开盖子，加入备好的牛奶、熟鸡蛋，搅拌一下。

❺ 加入适量白砂糖，搅拌均匀，待粥煮沸后即可关火。

❻ 盛出煮好的甜粥，装在碗中，待稍放凉后即可给宝宝食用。

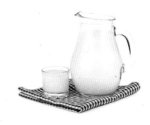

·小叮咛·

红薯中含有丰富的糖类、纤维素、钙、磷、铁及多种维生素等营养物质，可预防宝宝肥胖。

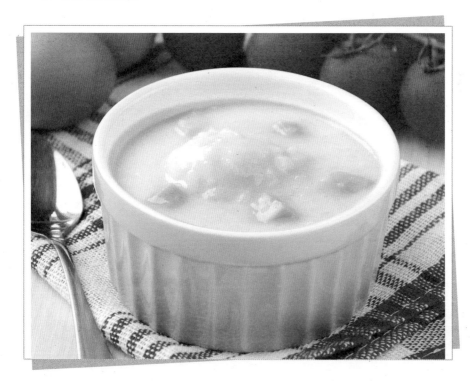

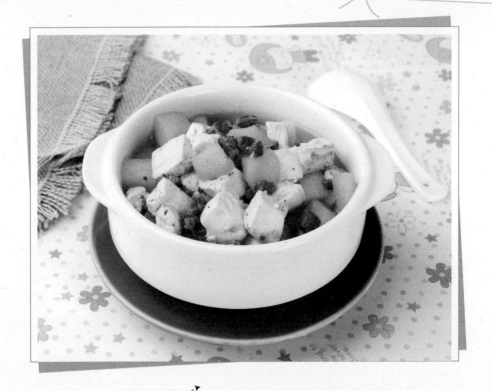

蒸豆腐苹果

原料: 苹果 80 克, 牛肉 70 克, 豆腐 75 克

• 做法 •

❶ 豆腐横刀切开, 切小块; 洗净去皮的苹果切开, 去核, 切丁; 处理好的牛肉切粒。

❷ 炒锅烧热, 倒入牛肉, 翻炒转色, 倒入豆腐、苹果, 搅拌均匀。

❸ 注入适量的清水, 稍稍搅拌, 大火煮至沸腾收汁。

❹ 盛出煮好的食材, 转入烧热的蒸锅中, 调转旋钮定时 10 分钟。

❺ 待时间到, 断电, 取出食材, 稍凉后即可食用。

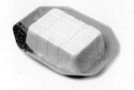

• 小叮咛 •

妈妈在为宝宝制作这道辅食时, 最好根据宝宝的月龄决定食材切的大小和蒸的时间。

牛奶饼干

原料：低筋面粉 150 克，
糖粉 40 克，蛋白 15 克，
黄油 25 克，淡奶油 50 克

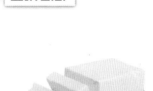

• 做法 •

① 低筋面粉倒在面板上，掏出一个窝，倒入
糖粉、蛋白，在中间搅拌片刻，加入黄油、
淡奶油，将四周的粉覆盖中间，边搅拌边
按压使面团均匀平滑。

② 将揉好的面团用擀面杖擀平擀薄制成 0.3
厘米的面片，用菜刀将面片四周切齐，制
成长方形的面皮，再用刀切成大小一致的
小长方形，制成饼干生坯。

③ 去掉多余的面皮，将饼干生坯放入烤盘中，
将烤盘放入预热好的烤箱内，关上烤箱门。

④ 上下火温度调至 160℃，定时 10 分钟至饼
干熟透成型，打开箱门，取出烤盘即可。

• 小叮咛 •

妈妈可以自己制作本款饼干作为宝
宝的小零食或磨牙饼干，制作时，
饼干还可以切成长条形哦！

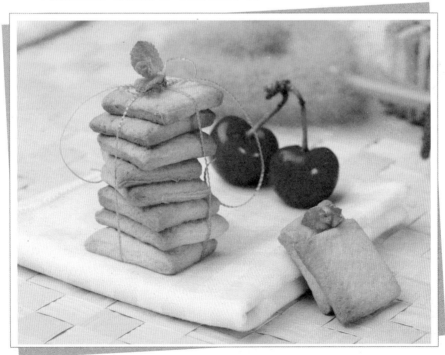

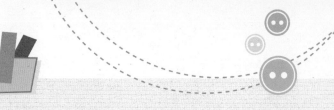

抚触按摩

抚触能促进宝宝神经系统发育，从而促进其生长和智力发育。对孩子轻柔的爱抚，不仅仅是和宝宝肌肤间的接触，更是一种爱的传递。

1～3个月

脸部： 在手掌中倒适量婴儿油，将手搓热，从婴儿前额中心处开始，用双手拇指轻轻往外推压。然后依次是眉头、眼窝、人中、下巴。这些动作可以舒缓脸部因吸吮、啼哭及长牙所造成的紧绷感。

手部： 将宝宝的手心向上，右手拇指放在宝宝横掌纹前部，并以此为周心，用食指沿着宝宝手掌边部顺时针做环状搓动。将宝宝手心朝下，轻轻夹住宝宝的手，两拇指一前一后在手背部搓动。最后再轻轻拿起宝宝的一根手指，由指根处向指尖转动，依次由大拇指至小拇指。

3～6个月

胸部： 双手放在宝宝两侧肋线，右手向上滑向宝宝右肩，再复原，左手以同样方法进行。这个动作可以顺畅呼吸循环。

背部： 双手平放在宝宝背部，从颈向下按摩，然后用指尖轻轻按摩脊柱两边的肌肉，再次从颈部向底部运动。

腹部： 放平手掌，顺时针方向画圆抚摩宝宝腹部。注意动作要轻柔，别离肚脐太近。

上肢： 将宝宝双手下垂，用一只手捏住其胳膊，从上臂到手腕轻轻扭捏，然后用手指按摩手腕。用同样方法按摩另一只手臂。

下肢： 按摩宝宝的大腿、膝部、小腿，从大腿至踝部轻轻挤捏，然后按摩脚踝及足部，用拇指轻轻地从脚后跟按摩至脚趾。

6～12个月

足部： 宝宝仰卧，妈妈将右手拇指放在宝宝足跟处，以此为周心，使食指沿宝宝内（外）沿做顺时针环状搓动。用手轻轻夹住宝宝的小脚，两大拇指横向一上一下搓动。再拿起宝宝的一根脚趾，由趾根处向趾尖转动，重复数次。

腿部： 妈妈左手握住宝宝的脚，右手轻轻环在宝宝的小腿上，从踝关节向髋关节移动，再移回踝关节处，重复2次。宝宝仰卧，妈妈握住宝宝的脚，提起小腿至身体90度处，然后以踝关节为轴，向外做循环转动一周然后回到原位，左右腿各重复4次。

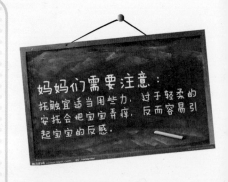

妈妈们需要注意：
抚触宜适当用些力，过于轻柔的安抚会把宝宝弄痒，反而容易引起宝宝的反感。

智能开发

很多父母为了让宝宝以后更聪明，更与众不同，早在宝宝还在妈妈肚子里的时候就开始进行各种胎教了。那么，宝宝出生后又该如何开发宝宝的智能呢？

智力训练

视觉：1岁以内的宝宝对事物特性的视觉辨认正处于形成阶段，这种能力的形成可以帮助开发宝宝的大脑潜能。宝宝非常喜欢新奇的事物，爸爸妈妈可以在宝宝摇篮的四周悬挂些颜色鲜艳、生动有趣的小物件，也可以让宝宝玩一些带有各种色彩的玩具等。

听力：当宝宝渐长，可以用有声玩具训练宝宝寻找声源，呼唤宝宝的名字逗他回头，用不同的声调与宝宝对话，模仿各种动物的叫声等方式来促进宝宝听觉的发育，促使宝宝听到不同的声音能做出反应。

触觉：妈妈可以对宝宝进行肌肤接触和按摩，经常带宝宝洗澡，让宝宝学会去抓、去踢、去爬，让宝宝的手脚和全身频繁而广泛地接触外界，触觉功能会得到较快发展。

动作能力：宝宝5个月开始可适当训练动作能力，主要是训练翻身、抬头。让宝宝俯卧或是侧卧，用带声响的玩具在宝宝的头上方或身体另一侧逗引宝宝去抓握玩具。

语言能力：宝宝4个月以后，就逐渐有了接受语言、声音刺激的能力。这时妈妈可以通过多和宝宝讲话，给宝宝唱歌、讲故事，教孩子简单的发音等方式训练他的语言能力。

体格成长

婴儿被动操可促进宝宝运动系统的发育，改善血液循环，使宝宝更加活泼。婴儿被动操可根据宝宝月龄和体质的不同，每天做1～2次。一般应选择在宝宝睡醒或洗澡后，心情比较愉快的状态下进行，操作时动作要轻柔而有节奏。

预备姿势：婴儿仰卧，妈妈双手握住婴儿的双手，把拇指放在婴儿手掌内，让婴儿握拳。

第一节：	第二节：	第三节：	第四节：	第五节：
扩胸运动。妈妈握住宝宝的小手，胸前交叉，两臂平展，再交叉，平展。	上举扩胸。握住宝宝小手，两臂平展，再在胸前交叉，双臂上举，再慢慢放下。	腰部运动。四个手指并拢，大拇指与其垂直，放于宝宝的腰下，抬起，放下。	肩关节运动。握住宝宝的手臂，先左手再右手，从胸前向上再向下旋转。	下肢运动。掌心向下，握住宝宝双膝，下肢上举90°，然后慢慢放下。

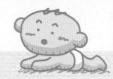

妈妈有话说

科学喂养是宝宝健康的基础。为了能够让宝宝增强抵抗力，茁壮成长，不仅要满足其对营养物质的需求，掌握正确的喂养知识也至关重要。

多晒太阳以补充维生素 D

宝宝生长发育快，对维生素 D 的需求量很大，而母乳中维生素 D 的含量水平很低，因此需要给宝宝补充维生素 D。家长可尽早抱宝宝到户外活动，适宜的阳光会促进皮肤中维生素 D 的合成。

科学选择婴儿配方食品

由于多种原因，不能用纯母乳喂养宝宝时，建议首选适合宝宝食用的婴儿配方奶粉喂养，不宜直接用普通液态奶、成人奶粉、蛋白粉等喂养宝宝。婴儿配方奶粉是除了母乳外，适合宝宝生长发育需要的食品，其营养成分的构成与含量也接近母乳。

喂奶时要兼顾宝宝心理需要

有些妈妈在喂奶时，漫不经心，或是眼睛看着电视，跟别人聊天，或是让宝宝自己抱着奶瓶吃，不与宝宝有任何交流，忽略了宝宝的心理需求。母乳喂养时应把宝宝抱在怀里，一边喂一边跟宝宝说说话或抚摸宝宝，让宝宝在生理上、心理上都能得到满足。

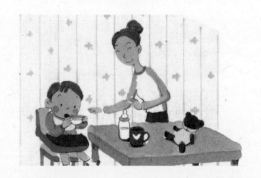

7～9个月后可吃些粗糙的辅食

宝宝7～9个月时进入了对食物的质地敏感期，再加上宝宝此时逐渐开始长牙，牙龈有痒痛的感觉，所以会特别喜欢吃稍微有点颗粒、有些粗糙的辅食，如肉末、菜末、烂粥等，这样不仅会让宝宝吃起来更有意思，而且这些食物对牙龈的摩擦也有助于宝宝顺利出牙。

宝宝的生长发育状况要定期监测

身长和体重等指标反映了宝宝的营养状况，父母可以在家里对宝宝进行定期测量。这种方法简单易行，可以帮助父母更好地了解宝宝的生长速度是否正常，及时提醒父母注意其喂养方法是否正确。当然，宝宝的生长有其个体特点，生长速度有快有慢，只要在正常范围内就不必担心。

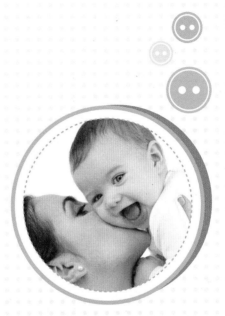

给宝宝全面又贴心的呵护

成就出色未来，
做好幼儿保健

当宝宝逐渐成长为幼儿，他们就像一个小小的冒险家，用走、跳、涂涂画画等方式探索着这个多彩的世界，同时也面临着更多的危险和伤害。父母需多注意生活细节，成就宝贝出色未来。

宝贝档案

　　宝宝 1～3 岁，是一个蜕变的过程，咀嚼能力开始慢慢完善，能接受大部分的食物。看着孩子从抱在手里的奶宝宝，慢慢长成像大人一样吃饭，你会惊喜地见证这一阶段孩子的每一步成长。

发育指标		1～1.5 岁	1.5～2 岁	2～2.5 岁	2.5～3 岁
体重 kg	男宝宝	9.1～13.9	9.9～15.2	11.2～15.3	12.1～16.4
	女宝宝	8.5～13.1	9.4～14.5	10.6～14.7	11.7～16.1
身高 cm	男宝宝	76.3～88.5	80.9～94.4	84.3～95.8	88.9～98.7
	女宝宝	74.8～87.1	79.9～93	83.3～94.7	87.9～98.1
头围 cm	男宝宝	44.2～50.0	45.2～50.6	46.2～51.2	46.8～51.7
	女宝宝	43.3～48.8	44.3～49.2	45.1～50.0	45.7～50.6
胸围 cm	男宝宝	43.1～51.8	44.4～52.8	46.1～54.6	46.8～55.2
	女宝宝	42.1～50.7	43.3～51.7	45.1～53.1	45.7～53.7
咀嚼功能		1 岁前后开始长出板牙，16～18 个月开始长出尖牙，18 个月大多已长出 12 颗牙。	20 个月后长出 2 颗板牙，21 个月时，出牙快的宝宝已经有 20 颗牙齿，出牙慢的也有 16 颗牙齿。	2.5 岁时，发育快的幼儿 20 颗乳牙已基本出齐，但咀嚼和消化能力有限，只能咀嚼软食。	3 岁时，20 颗乳牙全部出齐，咀嚼和消化能力提高，可尝试成人化饮食，但食物需加工成小块。
智力特征		开始有独立的思维，会表现自己的喜恶；能够用简单的词语来表达想要表达的意思；记忆力也大大提高。	语言能力增强，可以用两个词语来造句；能清楚地表达自己的意思；对新奇的世界充满好奇，喜欢提问。	能分清两种以上的颜色，对大和小等概念非常明确；可以开始进行益智训练；能学会背诵简单的诗歌、学跳简单的舞蹈。	会用笔画图；有一定判断能力，能简单判断好、坏；开始与周边的其他小朋友有初步的交往；还能时不时地给父母帮点小忙。
体能特征		走路不易跌倒，能弯腰捡东西；用笔乱画；能用积木搭起四层塔；会用手翻书。	能自如地走和跑；可以进行堆积木或折纸等手部活动；能自己穿戴简单衣物、吃饭。	肌肉发育结实，可灵活地玩拍球、接球的游戏；能单腿站立，跳跃；熟练使用勺子。	可以控制大小便；能自己独立穿戴衣物；愿意参加集体活动；能完整地跳一支舞。

宝宝与成人不同，宝宝的抵抗力、思维能力都还不够完善，所以在日常护理中，还需要大人的细心照顾，替他们营造一个舒适安全的生活环境。

保护牙齿

2 ～ 3 岁时，宝宝要开始刷牙，以保护牙齿。在牙膏牙刷的选择上有一定讲究，宝宝的牙刷宜选择柔软的尼龙丝毛刷，购买时在手背上刷一下，有刺痛感说明太硬，有轻微痒的感觉，则说明较柔软。3 岁以下的宝宝不要使用含氟的牙膏，且每次的用量不要超过一厘米。

勿含奶嘴

含着奶瓶入睡，不利于孩子的口腔卫生，很容易患上"奶瓶牙"。另外，"奶瓶牙"一旦形成，会带来牙齿表面的空洞化，使牙齿表面粗糙，成为日后容易蛀牙的因素。

当宝贝非要含着奶嘴时，妈妈可抱抱他，和他说话，或一起做游戏转移注意力。待宝贝逐渐适应了，妈妈就不用这样做了。

服饰选购

购买婴幼儿的服装，要注意吊牌上的各项指标，如纤维成分和含量，以纯棉的为好，同时要注意甲醛等化学物品的含量，国家规定每千克面料甲醛含量不能超过 20%。不要购买颜色过于鲜艳及经过特殊处理的衣服，其染色和处理过程中金属和其他有害物质含量会增高。

1 ～ 3 岁的宝宝跑跳能力提高，选择合适的鞋袜尤为重要。鞋子应该选择穿脱方便、透气性强、鞋帮较高、鞋底柔软的布鞋或者橡胶底鞋；袜子应该选择棉线质地、袜口松紧适宜的。幼儿的鞋袜应该勤换洗，以达到杀菌的目的。

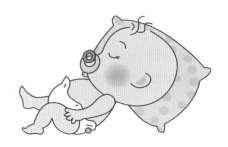

训练排便

宝宝出生后的 15 个月内，大小便跟宝宝的意志无关，只是单纯的反射行为。但从 15 ～ 18 个月开始，宝宝就能控制膀胱和臀部的括约肌。另外，每个宝宝控制大小便的时机也有差异，因此必须掌握好宝宝的发育状态，因时制宜地进行排便训练。按时让宝宝坐在排便器上，或者带宝宝上洗手间，妈妈在一旁发出"嘘嘘"的声音，引导宝宝排尿，每次排尿后妈妈要夸奖宝宝。如果排尿的间隔时间为 2 小时左右，非常有规律，那就说明宝宝可以控制排尿节奏了。

排便训练需要妈妈的耐心，不能因为宝宝的失误而严厉指责，以免加重宝宝的心理负担。

喂养计划

　　宝宝吃饭的问题,是父母们关心的重要问题,尤其是 1 ~ 3 岁的宝宝开始能接受大部分的食物,妈妈们就需要为孩子精心准备各种营养餐,以保证充足的营养摄入,促进其健康成长。

营养需求

　　孩子的营养与健康是每位家长都关注的问题,尤其是婴幼儿,他们正处在生长发育的关键时期,对各种营养素的需求量相对高于成人,科学合理的营养不仅有益于他们的生长发育,也将为他们日后的健康成长打下良好的基础。

1 ~ 3 岁宝宝营养需求表

	1 ~ 2 岁	2 ~ 3 岁
能量	438 ~ 459 千焦 / 千克体重	480 ~ 500 千焦 / 千克体重
蛋白质	3.5 克 / 千克体重	4 克 / 千克体重
脂肪	总能量的 35% ~ 40%	总能量的 30% ~ 35%
烟酸(毫克烟酸当量)	6	6
叶酸(微克叶酸当量)	150	150
维生素 A(视黄醇当量)	500	400
维生素 B_1(毫克)	0.6	0.6
维生素 B_2(毫克)	0.6	0.6
维生素 B_6(毫克)	0.5	0.5
维生素 B_{12}(微克)	0.9	0.9
维生素 C(毫克)	60	60
维生素 D(微克)	10	10
维生素 E(毫克 α - 生育酚当量)	4	4
钙(毫克)	600	600
铁(毫克)	12	12
锌(毫克)	9	9
镁(毫克)	100	100
磷(毫克)	450	450

喂养方法

食物要多样化

谷物、肉类、蛋类、奶类、蔬菜和水果等不同类别的食物所补充的营养各有侧重，全面充足的营养才能满足宝宝的生长发育需求。因此，妈妈要注意食物多样化，以满足宝宝生长发育的需要。

为宝宝选择固齿的食物

对宝宝牙齿的照护不仅在于保持口腔的清洁，营养也很重要。牙齿的生长，离不开钙、磷、镁等成分，其中虾仁、骨头、豆类和奶制品均含有这些物质，妈妈平时可多为宝宝准备一些。同时，维生素 A、维生素 D 可以保护牙龈组织的健康，可让宝宝多吃一些新鲜蔬果。

为宝宝选择健脑益智的食物

1 岁后是宝宝智力发育的黄金时期，要多吃富含磷脂酰胆碱和 B 族维生素的食物，如大豆制品、禽蛋、牛奶、牛肉等。应尽量避免在食物中放入过多的盐及味精，并且，应避免食用含有铅及铝的食物，如爆米花、松花蛋等。

减少零食食用量

吃过多的零食，会影响正餐时的食欲，久而久之，还可能养成厌食的习惯。另外，零食无法满足宝宝的营养需求，且有些零食含有各种添加剂，质量难以保证。为宝宝选择的零食应该是应季的水果、牛奶、豆浆、酸奶等，宜安排在餐前 2 小时，食用量以不影响正餐为宜。

培养健康的饮食习惯

不良的饮食习惯会妨碍孩子身体的正常发育。培养孩子健康的饮食习惯需要做到以下几点：①定时定量进餐。两餐间隔时间宜为 4 ～ 6 小时，可保证胃肠道充分消化吸收营养和保持旺盛的食欲。避免过度饥饿或过度饱食，以免导致代谢紊乱、增加消化系统负担，引起消化不良。②吃好早餐。儿童不吃早餐或早餐吃得不好，将无法满足孩子上午的热量需求，还可能造成代谢紊乱、生长发育迟缓等问题。父母为孩子准备早餐要营养丰富、品种多样，最好包括豆浆等大豆制品及牛奶、鸡蛋、谷物和新鲜蔬果。③细嚼慢咽。引导孩子吃东西时细嚼慢咽，食物经过充分地咀嚼，可以促进消化吸收，还能促进口腔运动和锻炼脸部肌肉。④快乐用餐。吃饭时心情好，不仅可以增进食欲，还能促进消化液的分泌。父母应营造愉快的就餐环境，不要在餐桌上教育孩子。

不可盲目为宝宝添加营养补品

不可盲目为宝宝添加营养补品。在经过医生检查后，确定需要添加某种营养品时，还应考虑该品是否有其他副作用或者不良反应；且选择的营养品口感要好，以免影响宝宝的食欲。

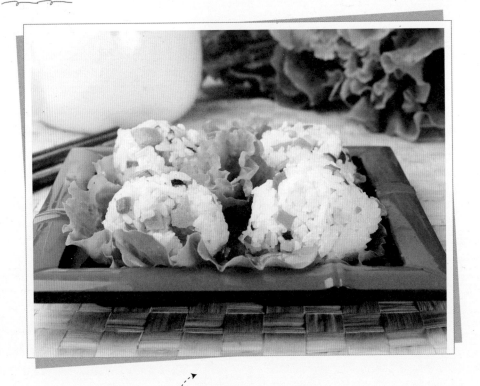

烤五彩饭团

原料：冷米饭 140 克，黄彩椒丁 55 克，去皮胡萝卜丁 60 克，香菇丁 50 克，玉米火腿丁 45 克，葱花 20 克

调料：盐、鸡粉各 1 克，食用油 10 毫升

· **做法** ·

① 取一空碗，倒入冷米饭、香菇丁、胡萝卜丁、葱花、玉米火腿丁、黄彩椒丁，拌匀。

② 加盐、鸡粉、食用油，拌匀，揉搓成数个饭团。

③ 备好烤箱，取出烤盘，放入饭团，将烤盘推入烤箱里。

④ 关上箱门，将上下火温度调至 220℃，选择"双管发热"功能，烤 5 分钟至饭团熟透。

⑤ 打开箱门，将烤好的饭团装盘即可。

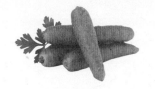

· 小叮咛 ·

大米搭配胡萝卜、火腿等食材，烤成焦黄的饭团，既营养又美味有趣，很适合做给小朋友吃哦！

肉松饭团

原料: 米饭200克,肉松45克,
海苔 10 克

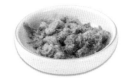

做法

1. 将保鲜膜铺在砧板上,铺上米饭,压平。
2. 铺上肉松,将其包裹住。
3. 捏制成饭团,再包上海苔。
4. 将剩余的材料依次制成饭团,将做好的饭团装入盘中即可。

·小叮咛·

制作本品时,妈妈还可以加入胡萝卜、黄瓜、玉米粒等多种蔬菜,宝宝可能会更喜欢。

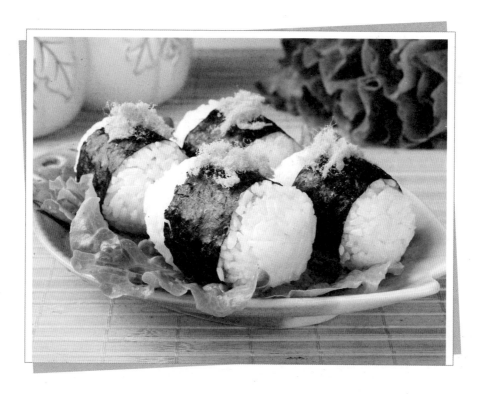

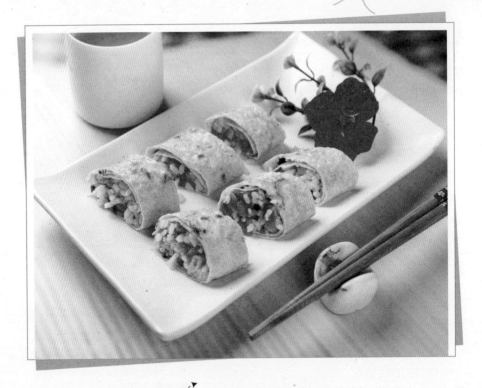

西红柿饭卷

原料: 冷米饭 400 克, 西红柿 200 克, 鸭蛋 40 克, 玉米粒、胡萝卜各 30 克, 洋葱 25 克, 葱花少许

调料: 白酒 10 毫升, 盐、鸡粉、食用油各少许

• 做法 •

1. 胡萝卜、洋葱切粒; 西红柿切瓣, 去皮切丁。
2. 锅中注水烧开, 倒入玉米粒, 煮至断生捞出。
3. 取一个碗, 倒入葱花, 打入鸭蛋, 加入少许盐、白酒, 搅匀打散。
4. 热锅注油, 倒入洋葱、胡萝卜、玉米粒、西红柿, 炒匀, 加入盐、鸡粉, 炒匀调味。
5. 倒入冷米饭, 炒匀, 盛入盘中; 煎锅注油烧热, 倒入鸭蛋液, 煎成蛋饼, 盛出。
6. 蛋饼上铺上米饭, 卷成卷, 放在砧板上, 切成小段, 装入盘中即可食用。

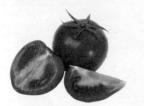

• 小叮咛 •

西红柿具有健胃消食、生津止渴、清热解毒等功效。炒饭的时候一定要快速翻炒才能更好地炒匀。

蛋皮鸭卷

原料： 韭菜碎、鸭肉末各 70 克，土豆丁 120 克，豆芽末 60 克，鸡蛋 3 个

调料： 盐 3 克，鸡粉少许，生抽 4 毫升，食用油适量

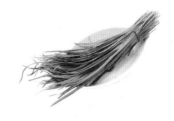

● 做法 ●

1 把鸡蛋打入碗中，加入少许盐、鸡粉，拌匀、搅散，制成蛋液，待用。

2 煎锅置火上，淋入少许食用油，烧至三成热，倒入鸭肉末，炒至转色。

3 倒入土豆丁，炒匀，加入少许盐、生抽、鸡粉，翻炒调味。

4 倒入豆芽末、韭菜碎，炒至食材熟透，关火后盛入碗中，即成酱菜，待用。

5 另起锅，注油烧热，倒入蛋液，制成蛋皮，将炒好的酱菜铺在蛋皮上，卷成卷。

6 用小火煎至食材熟透，即成蛋卷，关火后盛出，放凉后切小段，摆在盘中即成。

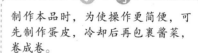

● 小叮咛 ●

制作本品时，为使操作更简便，可先制作蛋皮，冷却后再包裹酱菜，卷成卷。

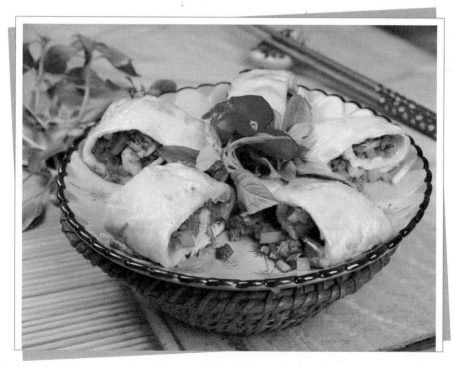

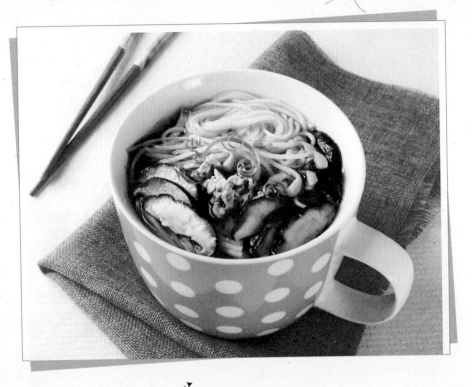

香菇肉丝面

原料： 瘦肉 30 克，鲜香菇 35 克，豆芽 15 克，方便面 60 克

调料： 盐 2 克，芝麻油 3 毫升

· 做法 ·

① 洗净的瘦肉切片，再切成丝；洗净的香菇切去柄，切片。

② 将方便面掰开后放入杯子中，放入瘦肉、香菇、豆芽，再注入 500 毫升清水。

③ 放入盐，淋上芝麻油，拌匀，盖上保鲜膜。

④ 备好装有沸水的电蒸锅，揭开盖子，将杯子放入其中。

⑤ 加盖，蒸 15 分钟，揭盖，将杯子拿出，揭开保鲜膜即可。

· 小叮咛 ·

豆芽较细长，如果宝宝咀嚼不太充分，容易咽着，为避免此种情况，妈妈可将豆芽切成小段。

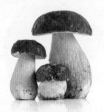

玉米燕麦粥

原料：玉米粉 100 克，燕麦片 80 克

• **做法** •

❶ 取一个干净的碗，倒入备好的玉米粉，注入适量清水，用勺轻轻搅拌均匀，制成玉米糊。

❷ 砂锅中注入适量清水烧开，倒入备好的燕麦片，拌匀，用大火煮约 3 分钟，至燕麦片熟软。

❸ 揭盖，加入玉米糊，拌匀，续煮一会儿，至食材熟软。

❹ 关火后将煮好的粥盛出，装入碗中即可。

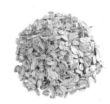

• 小叮咛 •

燕麦具有润肠通便、增进食欲等功效，适合食欲不振的幼儿食用。煮粥时需要不停地搅拌，以免煳锅。

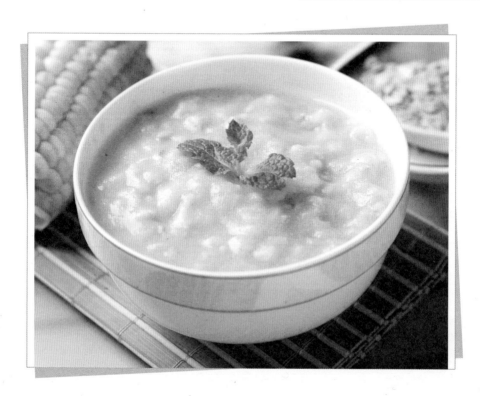

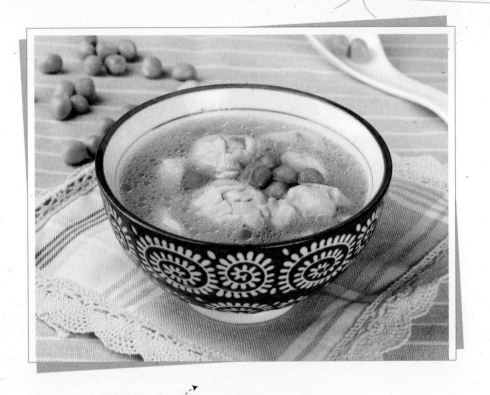

豌豆虾丸汤

原料： 豌豆 70 克，虾丸、姜片、葱段各少许
调料： 盐、鸡粉、胡椒粉各 2 克，食用油适量

• 做法 •

❶ 洗净的虾丸对半切开，打上十字花刀，待用。

❷ 用油起锅，倒入姜片、葱段，爆香，倒入洗净的豌豆，炒匀，注入适量的清水。

❸ 放入虾丸，大火煮开后转小火煮 20 分钟至食材熟软。

❹ 加入盐、鸡粉、胡椒粉，拌匀，关火后将煮好的汤盛入碗中即可。

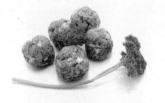

• 小叮咛 •

豌豆色泽翠绿，口感鲜美，但一定要煮熟后给宝宝食用，且喂食宝宝时不要逗笑宝宝，以免发生意外。

蓝莓奶昔

原料：蓝莓 60 克，鲜奶、酸奶各 50 毫升，柠檬 20 克，桑葚 50 克

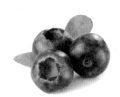

• 做法 •

① 备好榨汁机，倒入洗净的蓝莓、桑葚。

② 挤入柠檬汁，倒入鲜奶、酸奶。

③ 盖上盖，调转旋钮至 1 档，榨取奶昔。

④ 打开盖，将榨好的奶昔倒入杯中即可。

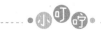

• 小叮咛 •

桑葚最好用盐水或淘米水浸泡清洗，能洗得更干净；如果宝宝不喜欢酸味，可以不放柠檬汁。

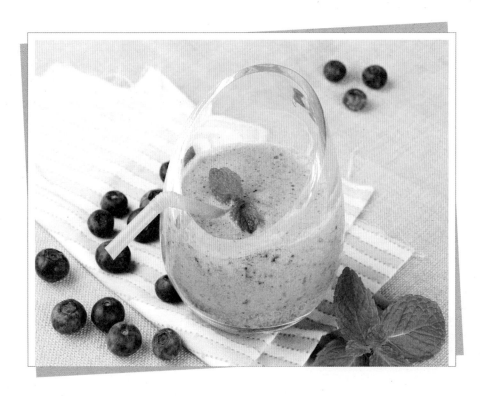

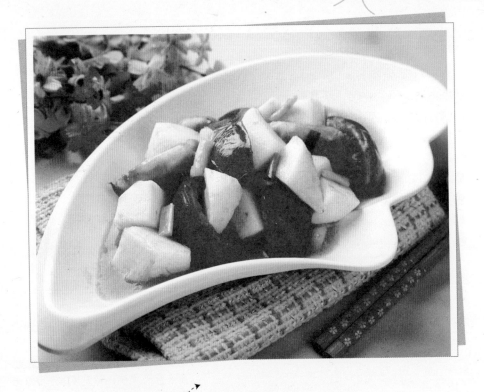

西红柿炒山药

原料: 去皮山药 200 克,西红柿 150 克,大葱 10 克,大蒜、葱段各 5 克

调料: 盐、白糖各 2 克,鸡粉 3 克,水淀粉、食用油各适量

• 做法 •

① 洗净的山药切块,西红柿切小瓣。

② 处理好的大蒜切片,洗净的大葱切段。

③ 锅中注水烧开,加盐、食用油,倒入山药,焯片刻至断生,捞出。

④ 用油起锅,倒入大蒜、大葱、西红柿、山药,炒匀。

⑤ 加盐、白糖、鸡粉,倒入水淀粉,炒匀。

⑥ 加入葱段,翻炒约 2 分钟至熟,将炒好的菜肴盛出,装入盘中即可。

烹制此菜时需注意,番茄红素是脂溶性的,要先放油锅里炒一下,才能释放番茄红素,且应快炒出锅。

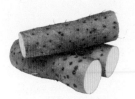

西红柿炒口蘑

原料： 西红柿 120 克，口蘑 90 克，姜片、蒜末、葱段各适量

调料： 盐 4 克，鸡粉 2 克，水淀粉、食用油各适量

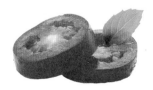

•**做法**•

❶ 将洗净的口蘑切成片；洗好的西红柿去蒂，切成小块。

❷ 锅中注水烧开，放入 2 克盐，倒入切好的口蘑，煮 1 分钟至熟，捞出。

❸ 用油起锅，放入姜片、蒜末，爆香。

❹ 倒入口蘑，拌炒匀，加入西红柿，炒匀。

❺ 放入适量盐、鸡粉，炒匀调味，倒入水淀粉勾芡，盛出炒好的食材，放上葱段即可。

•小叮咛•

西红柿所含的硒能防止过氧化物损害机体，调节甲状腺功能，增强免疫力。

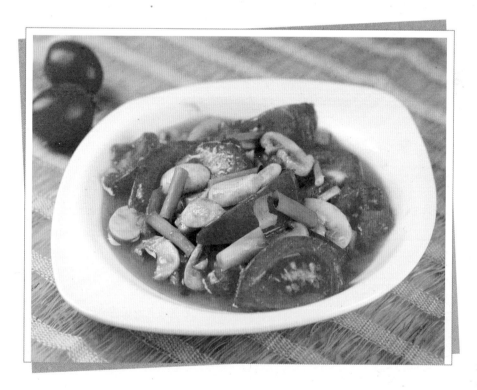

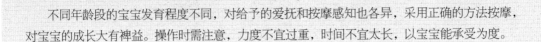

不同年龄段的宝宝发育程度不同，对给予的爱抚和按摩感知也各异，采用正确的方法按摩，对宝宝的成长大有裨益。操作时需注意，力度不宜过重，时间不宜太长，以宝宝能承受为度。

1~2岁

1~2岁的宝宝断奶后，从母乳中获得的各种免疫物质减少，宝宝的防御能力下降。在此期间，可通过按摩各人体器官健康状况的反射点来促进宝宝的生长发育。反射点按摩以足部为主，按摩足部不同的反射点，能找出存在问题的地方，从而及早对疾病进行防治。

脊柱反射区：将宝宝的足跟平放在手掌中央固定住，用另一只手稍微用力按压宝宝双足足弓内侧的脊柱反射区，持续动作30秒。

鼻窦反射点：一手握脚，另一只手拇指指端施力，按摩位于双足丘上方延伸到趾甲的根部的位置，反复按摩3~4次。

胃部反射点：用手固定住宝宝整个脚部，用拇指轻轻按压位于足弓前部的胃部反射点，可缓解宝宝因胃酸过多、胃溃疡、胃胀气等带来的不适。

小肠反射点：用拇指轻轻按压位于双足掌心凹陷区域的小肠反射点，重复3~4次。可以促进小肠蠕动，使肠内容物向前运动，同时，还可以促进消化和营养成分的吸收。

肺部反射点：用手指在两侧夹住宝宝的脚掌，对其前脚掌上最后两根脚趾底部的肺部反射点进行按摩，重复3~4次。这样可以帮助宝宝增加免疫力及帮助排出体内毒素。

2~3岁

2~3岁的宝宝，虽然过了长高的高峰期，但是平稳长高的宝宝同样需要以辅助按摩的方式来促进其生长。

指压经穴：用拇指对颈椎至臀部耻骨之间部位进行按压，每处按压3~4秒。取俯卧位，对腰两边凹进去的生长点进行按压，持续动作2~3分钟；对脖子两侧凹进去的部位，以及伸直双腿坐立时膝盖骨下侧向两边凹进去的生长点进行摁压，持续动作2~3分钟。

指压相应的经穴，能够刺激骨骼之间的软骨部分，促进生长激素分泌，使形成骨骼的营养成分运输更加活跃，进而促进骨骼生长发育得更好。

智力训练

孩子的智力发展，受遗传因素、生理因素、家庭因素以及社会环境等因素的影响。在这些因素中，玩具对孩子智力开发的影响也是不容忽视的，家长要学会巧妙地使用玩具，开发孩子智力。2岁以后的孩子，已经懂得了不能随意将物品塞进嘴里，这时候家长可以给孩子准备一些小工具，如小铲子、小耙子、小桶等，让孩子去沙堆上玩，在孩子玩耍的过程中，家长不断发出指令，或者让孩子任意发挥，将沙丘堆成不同的形状。如果是孩子自己堆砌的形状，家长可以在一旁询问他堆的是什么，以训练宝宝观察物品形状的能力。

2至3岁的孩子，已经有了初步的交往意识，可以进行孩子喜欢的"过家家"游戏，如帮助放东西、洗菜、拿碗等，这时，小孩子乐于服从家长或者年龄较大的孩子的安排，也喜欢自己在这个"家庭"中扮演的角色，这样不仅能锻炼宝宝的生活能力，还能教会宝宝与其他小朋友和平共处，提高孩子的情商。

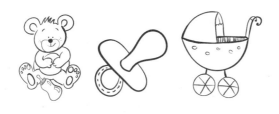

体格成长

通过游戏来提高孩子的体能，是简单有效的运动方法。

跳格子：先教宝宝单足站立，在能站稳的基础上，让宝宝模仿妈妈单足跳跃，再让宝宝从一块地板跳到另一块地板上。如果宝宝已经能够认识数字和动物，还可以用彩色粉笔在地板上写上数字或者画上各种动物图案，这样既能引起宝宝的运动兴趣，又能教宝宝识别数字和动物。这个游戏不但能提升宝宝的跳跃能力，还能培养精细动作能力。

猫捉老鼠：在这个游戏中，妈妈先准备好彩色绳子并用布或硬纸做成几只老鼠。妈妈给宝宝戴上小猫头饰，扮成小猫。游戏开始时，妈妈用彩色绳子拴住用布或硬纸做的老鼠，然后拖着它们在场地内四处跑，宝宝去捉老鼠，用脚踩到则为逮住了老鼠。在游戏的过程中，妈妈要不断地鼓励和表扬宝宝，让宝宝有信心继续游戏，但是游戏时间不宜太长，以免使宝宝太累。这个游戏主要锻炼的是宝宝的追跑能力，让宝宝能够在不知不觉中提升体能。

妈妈们在养育孩子的过程中，需要不断积累实战性的育儿经验，在孩子未来的成长过程中，避免不必要的错误，为宝宝提供全面的呵护，以保证孩子更加健康地成长。

幼儿最好别吃汤泡饭

汤泡饭虽然能让食物更易吞咽，提高孩子吃饭的速度，但是长此以往，不仅会使幼儿的咀嚼肌萎缩、咀嚼能力下降，还会加重胃肠的消化负担，增加幼儿患胃病的风险。

幼儿哭"背过气"巧化解

2岁以内的幼儿，在受到刺激，如疼痛、不如意的时候，大声哭喊后发生呼吸骤停、嘴唇发青、身体僵硬后仰、意识丧失等现象，就是常说的哭得"背过气"了。这时候父母不要慌乱，首先应将幼儿放平，脸侧向一方，拍抚几下让宝宝慢慢缓解过来，切不可大喊大叫、过度摇晃幼儿，以免发生不良反应。

防止幼儿上火有妙招

幼儿易上火，出现嘴角溃疡、腹痛、大便秘结等症，虽然不是大病，但也会影响幼儿的生长发育。防止幼儿上火，首先要保证幼儿充足的睡眠时间；其次要养成幼儿良好的进食习惯，不挑食、不偏食，多食用绿色蔬菜，少给幼儿食用零食；再次，每天要补充充足的水分，尤其是在较干燥的秋冬季。

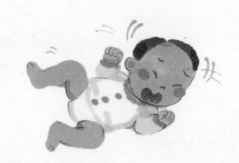

正确处理幼儿出鼻血

幼儿出鼻血时，妈妈不要惊慌，首先要安抚好幼儿，让幼儿采取坐位，身体向前倾斜，防止将血咽下去，同时用凉毛巾敷在幼儿前额和后颈部上，捏住幼儿鼻翼上方，持续10分钟。如果继续出血，则说明没有压迫到出血的位置，要更换部位，或者赶紧就医。

给幼儿洗澡要注意

给幼儿洗澡，能够保持其皮肤卫生，但在幼儿发热、呕吐、频繁腹泻时，不能给幼儿洗澡，否则易造成虚脱和休克；此外，宝宝发生烧伤、烫伤或有脓疱疮、荨麻疹、水痘、麻疹时，也不能洗澡，以免皮肤病症恶化；还应注意，饭后不能马上给幼儿洗澡，以免影响肠胃的消化吸收。

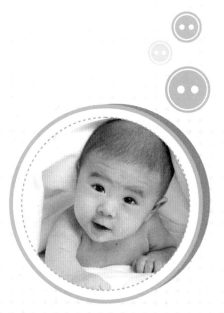

给宝宝全面又贴心的呵护

Part 5

良方保障健康，
防治婴幼儿常见病

婴幼儿的各种常见疾病，都让父母揪心不已。如何增强宝宝的抵抗力，防范于未然，宝宝感冒、发热、厌食、便秘等等怎样护理，想必都是父母较为关心的问题。

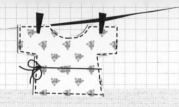

咳 嗽

　　咳嗽是气管或者肺部受到刺激，机体自发形成的一种保护性呼吸反射动作。小儿咳嗽是小儿呼吸道疾病常见症状之一。当呼吸道有异物或受到过敏性因素的刺激时，就会引起咳嗽。另外，许多病原微生物如百日咳杆菌、结核杆菌、病毒等引起的呼吸道感染也是儿童慢性咳嗽常见的原因。

饮食原则

☑　1. 饮食宜清淡，以富有营养且易消化和吸收的食物为宜。

☑　2. 多喝温开水：宝宝咳嗽时要喝足够的水，来满足其生理代谢需要。充足的水分可帮助稀释痰液，便于咳出，但绝不能用各种饮料来代替白开水。

☒　3. 忌虾蟹：这类食物不但会加重咳嗽症状，还有可能导致小儿过敏。

☒　4. 忌咸酸食物：食物太咸易诱发咳嗽；而酸食会敛痰，使痰不易咳出。

护理要点

1. 肺部减压：宝宝咳嗽痰多时，可将其头部抬高，将其抱起，用空心掌轻拍其背部，促进痰液排出，减少腹部对肺部的压力。

2. 保证睡眠质量：孩子体内生长激素在入睡1小时后分泌最为旺盛，父母要培养孩子良好的睡眠习惯，保证睡眠质量，以抵御呼吸道感染。

3. 及时就医：若孩子咳嗽较重，时间较长，应及时就医，不得擅自给孩子服用止咳药物，以免抑制排痰反射，产生不良反应。

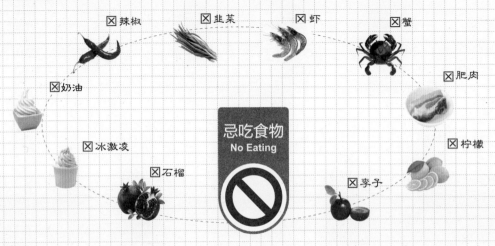

☒辣椒　☒韭菜　☒虾　☒蟹　☒肥肉　☒奶油　☒柠檬　☒冰激凌　☒石榴　☒李子

忌吃食物　No Eating

● 按摩保健法：

【穴位定位】

风池：位于后颈部，胸锁乳突肌与斜方肌上端之间的凹陷处。

风府：位于项后正中入发际上 1 寸凹陷处。

肺俞：位于第 3 胸椎棘突下，后正中线旁开 1.5 寸。

缺盆：位于锁骨上窝中央，距前正中线 4 寸。

中府：位于胸前壁的外上方，平第 1 肋间隙，距前正中线 6 寸。

膻中：位于任脉上，两乳头连线的正中。

合谷：位于第 1、第 2 掌骨之间，第 2 掌骨之中点。

少商：位于大拇指内侧指甲角旁开 0.1 寸。

涌泉：位于足底中线前 1/3 的凹陷处。

【操作方法】

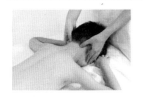

①用拇指指腹按揉风池穴，按揉 1 ~ 2 分钟。

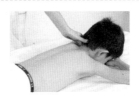

②用拇指指腹按揉风府、肺俞，各按揉 1 ~ 2 分钟。

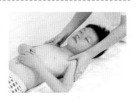

③用拇指指腹按揉缺盆、中府、膻中各 1 ~ 2 分钟。

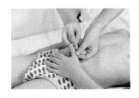

④食指和中指弯曲刮擦少商穴 1 ~ 2 分钟。

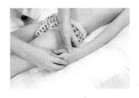

⑤用拇指指腹用力点揉合谷穴 1 ~ 2 分钟。

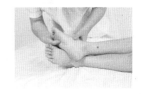

⑥用拇指指腹轻柔点按涌泉穴 30 ~ 50 次。

● 艾灸保健法：

【穴位定位】

列缺：位于前臂桡侧缘，腕横纹上 1.5 寸处。

孔最：位于腕横纹上 7 寸，前臂外侧骨头的内缘。

肺俞：位于背部第 3 胸椎棘突下，旁开 1.5 寸。

【操作方法】

①用艾条回旋灸法灸治列缺穴、孔最穴 5 ~ 10 分钟，对侧以同样的方法操作。

②将燃着的艾灸盒放于肺俞穴上灸治 10 分钟，以穴位上皮肤出现潮红色为度。

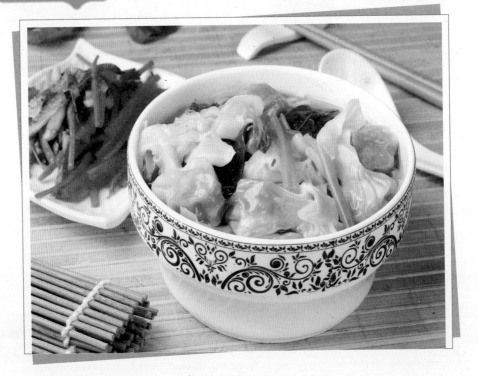

云吞面

原料：云吞110克，面条120克，菠菜叶45克
调料：盐、鸡粉、胡椒粉各1克，生抽、芝麻油各5毫升

做法

1. 取一空碗，加入盐、鸡粉、胡椒粉、生抽、芝麻油，待用。
2. 锅中注水烧开，将适量沸水盛入调料碗中，调成汤水；沸水锅中放入面条，煮约2分钟，捞出面条，沥干水分，盛入汤水中，待用。
3. 锅中再放入云吞，煮约3分钟至熟软，倒入洗净的菠菜，煮至熟透。
4. 捞出煮好的云吞和菠菜，沥干水分，盛入汤面碗里即可。

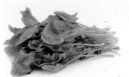

小叮咛

面条和云吞都是方便易煮的食物，配以营养的菠菜，不仅简单易做，还易于宝宝消化。

百合枇杷炖银耳

原料：水发银耳 70 克，鲜百合 35 克，枇杷 30 克

调料：冰糖 10 克

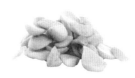

做法

① 洗净的银耳去蒂，切成小块；洗好的枇杷切开，去核，再切成小块，备用。

② 锅中注入适量清水，大火烧开，倒入备好的枇杷、银耳。

③ 放入备好的百合，拌匀。

④ 盖上盖，烧开后用小火煮约 15 分钟。

⑤ 揭盖，加入适量冰糖，拌匀，煮至溶化。

⑥ 关火后盛出炖煮好的汤料，待稍微放凉后即可食用。

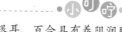

小叮咛

银耳、百合具有养阴润肺的功效，枇杷对治疗婴幼儿的咳嗽有一定的食疗作用。

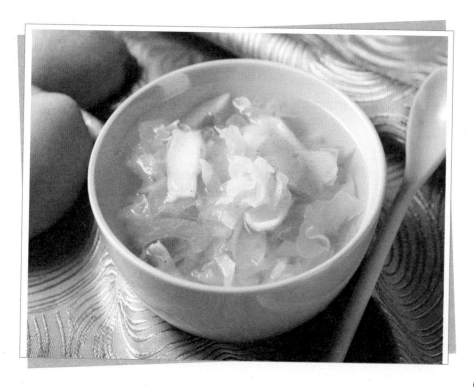

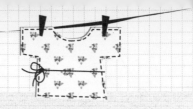

发热

发热有时是身体对外来细菌、病毒侵入的一种警告，是婴幼儿一种天生的自我保护能力，有时是由身体某些机能问题引起的。小儿正常体温是 36 ~ 37.3℃，只要小儿体温超过正常的体温 37.3℃即为发热。临床一般伴有面赤唇红、烦躁不安、呼吸急促等症状。低度发热体温介于 37.3 ~ 38℃之间，若体温高、发热持续时间过长，应及早就医。

饮食原则

☑ 1. 采用少食多餐制，根据病情选择流质、半流质食物。饮食宜清淡，少油腻少甜食。

☑ 2. 补充足够的水分：体液、尿液、汗液是降温的必要途径，多饮开水、鲜果汁、绿豆汤等，宜吃些有生津解渴、解毒散热功能的水果，如猕猴桃、香蕉、草莓等。

☑ 3. 适当喂些盐糖水：如宝宝发热时伴有腹泻，可适当喂些盐糖水。

☒ 4. 忌食蜂蜜：吃蜂蜜会使孩子内热不能很好地消除，容易并发其他病症。

护理要点

1. 物理降温：6 个月以上的儿童可以使用退热贴，一旦发热超过 38℃即可在孩子的额头、后颈各贴一片，或用湿毛巾进行冷敷。此外，用温水为孩子擦拭身体，也能起到物理降温的作用。

2. 注意体温：体温在 38℃以下时，一般不需要特殊处理，但需多观察、多饮水；体温在 38 ~ 38.5℃时，应穿较薄的衣物，促进皮肤散热，室温保持在 15 ~ 25℃；体温高于 38.5℃，且持续时间较长时，需及时就医。

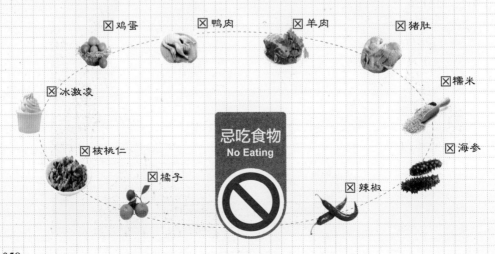

☒ 鸡蛋　☒ 鸭肉　☒ 羊肉　☒ 猪肚　☒ 糯米　☒ 海参　☒ 辣椒　☒ 橘子　☒ 核桃仁　☒ 冰激凌

忌吃食物
No Eating

● 按摩保健法：

【穴位定位】

曲池：位于肘关节的内侧与肘横纹之交点。

尺泽：位于手臂内侧面，在肘横纹中，肱二头肌腱桡侧处。

合谷：位于第1、第2掌骨之间，约当第2掌骨之中点处。

天河水：位于前臂正中，自腕部至肘成一直线。

六腑：位于前臂尺侧，阴池穴至肘，成一直线。

肺经：位于手掌无名指末节螺纹面。

风池：位于后颈部，胸锁乳突肌与斜方肌上端之间的凹陷处。

风府：位于项后正中入发际上1寸凹陷处。

风门：位于背部，第2胸椎棘突下，旁开1.5寸。

【操作方法】

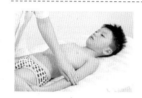

①手掌拍曲池穴和尺泽穴各30～50次，力度适中。

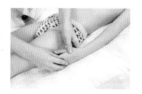

②用拇指指腹用力点揉合谷穴1～2分钟。

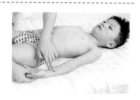

③食指和中指指腹推摩天河水穴，推30～50次。

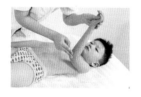

④用食指和中指指腹推摩六腑穴，推30～50次。

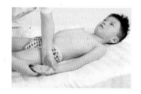

⑤用拇指指腹推摩肺经穴1～2分钟。

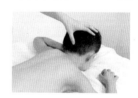

⑥拇指点揉风池穴、风府穴、风门穴，各1～2分钟。

● 刮痧保健法：

【穴位定位】

风池：位于胸锁乳突肌与斜方肌上端之间。

大椎：位于后正中线上，第7颈椎棘突下。

肺俞：位于第3胸椎棘突下，旁开1.5寸。

复溜：位于太溪穴上2寸，跟腱的前方。

【操作方法】

①把刮痧板与刮拭皮肤呈45度角，从上往下、速度适中地刮拭风池穴、大椎穴及肺俞穴，以皮肤潮红发热出痧为度。

②用角刮法刮拭复溜穴，力度适中，以皮肤潮红发热出痧为度，对侧以同样的方法操作。

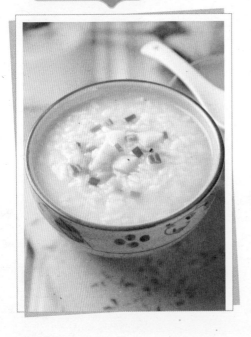

山药茅根粥

原料: 山药 30 克,白茅根 5 克,大米 200 克,葱花少许

• 做法 •

① 洗净去皮的山药切片,改切成丁,备用。

② 砂锅中注入适量清水,倒入洗净的白茅根,拌匀,用大火煮开。

③ 倒入洗好的大米,拌匀。

④ 煮开后转小火煮 40 分钟至大米熟软,倒入切好的山药,拌匀。

⑤ 续煮 20 分钟至食材熟透,关火后揭盖,盛出煮好的粥,装入碗中,撒上葱花即可。

• 小叮咛 •

山药含有多酚氧化酶等,能益气养阴,而白茅根有清热解暑之效,两者搭配对缓解幼儿发热有益。

桑叶荷叶粳米粥

原料: 桑叶、荷叶各 10 克,水发大米 150 克,小米 80 克

调料: 白糖 15 克

• 做法 •

① 砂锅中注水烧开,倒入桑叶、荷叶,搅拌匀。

② 盖上盖,用小火煮至其完全析出有效成分。

③ 揭开盖,把桑叶和荷叶完全捞干净。

④ 倒入洗好的大米、小米,搅拌均匀。

⑤ 盖上盖,用小火续煮 30 分钟,至米粒熟透。

⑥ 揭开盖子,放入白糖,搅拌至白糖完全溶化。

⑦ 关火后将煮好的粥盛出,装入碗中即可。

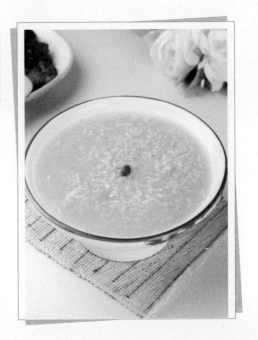

• 小叮咛 •

桑叶有祛风清热、凉血明目的功效,特别适合幼儿发热期食用。做此粥时撇去浮沫,口感更佳。

甘蔗冬瓜汁

原料：甘蔗汁 300 毫升，冬瓜 270 克，橙子 120 克

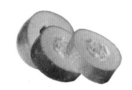

·做法·

① 冬瓜去皮，切薄片；橙子切小瓣，去皮。

② 锅中注水烧开，倒入冬瓜，煮 5 分钟，至其熟软，捞出待用。

③ 取榨汁机，选择搅拌刀座组合，倒入橙子、冬瓜，加入甘蔗汁，选择"榨汁"功能，榨取蔬果汁。

④ 取下搅拌杯，倒出汁水，装入碗中即可饮用。

·小叮咛·

冬瓜有清热解毒、养心润肺、祛湿解暑等功效。制作时加少许橙子皮，能增强患儿食欲，对身体康复有利。

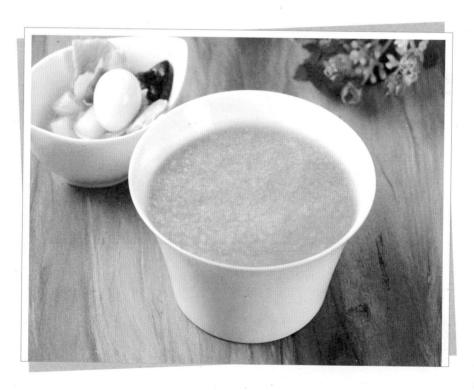

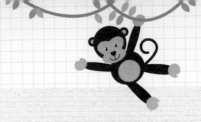

感冒

小儿感冒即为小儿上呼吸道急性感染，简称上感。大部分患儿感冒是以病毒感染为主，此外也可能是支原体或细菌感染。风寒感冒主要症状为发热轻、恶寒重、头痛、鼻塞等。风热感冒主要症状为发热重、恶寒轻，检查可见扁桃体肿大、充血等。

饮食原则

☑ 1. 吃易消化的食物：婴幼儿在感冒时，宜吃容易消化且营养较高的食物，如可以多吃一些营养丰富的黄绿色蔬菜，这样可以增强抵抗力。

☑ 2. 补充维生素C：预防婴幼儿感冒，宜多吃橙子、苹果等富含维生素C的水果，有助于增强抵抗力。

☑ 3. 注意增强食欲：宝宝感冒后食欲会下降，做温和又容易吞咽的食物，有助于增强食欲。

护理要点

1. 积极锻炼：小儿需要适当到户外活动，进行体育锻炼，只要持之以恒，便可增强体质，预防上呼吸道感染。

2. 避免环境污染：尽量不要带孩子到人多、空气密闭的地方，避免病毒、空气污染等发病诱因。

3. 注意温度变化：根据气温适时加减衣服，穿衣过多或过少，室温过高或过低，天气骤变，都有可能诱发感冒。

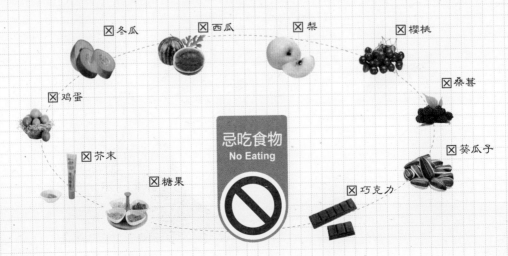

⊠ 冬瓜　⊠ 西瓜　⊠ 梨　⊠ 樱桃　⊠ 桑葚　⊠ 鸡蛋　⊠ 芥末　⊠ 糖果　⊠ 巧克力　⊠ 葵瓜子

忌吃食物 No Eating

按摩保健法：

【穴位定位】

天门：位于两眉中间往上至前发际成一直线的区域。

坎宫：位于自眉头起沿眉向眉梢成一直线。

太阳：位于耳廓前面，前额两侧面，外眼角延长线上方处。

迎香：位于鼻翼外缘的中点旁，当鼻唇沟的中间处。

天河水：位于前臂正中，自腕部至肘，成一直线处。

一窝风：位于手背腕横纹正中凹陷处。

合谷：位于虎口，当第1、第2掌骨间的凹陷处。

三关：位于前臂桡侧阳池至曲池成一直线。

肺经：位于无名指末节的螺纹面。

【操作方法】

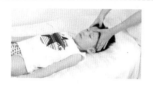 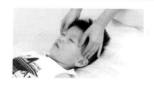 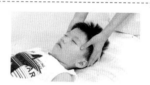

①用双手拇指交替推摩天门穴1～2分钟。

②拇指从眉心推至眉梢，推摩坎宫穴30～50次。

③拇指点揉太阳穴1～2分钟,按迎香穴1～2分钟。

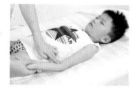 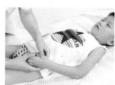 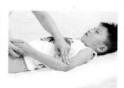 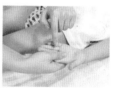

④用食指和中指指腹推摩天河水穴1～2分钟。

⑤用拇指点按一窝风穴、合谷穴，各按30～50次。

⑥食指和中指并拢，用指腹推摩三关穴30～50次。

⑦用食指指腹轻推肺经穴30～50次。

刮痧保健法：

【穴位定位】

神阙：位于腹中部，脐中央。

涌泉：位于足底中线前1/3的凹陷处。

【操作方法】

①将燃着的艾灸盒放于神阙穴上灸治10分钟，以穴位上皮肤潮红为度。

②用打火机点燃艾条一端，找到一侧涌泉穴，用艾条温和灸法对着涌泉穴艾灸，每次灸10分钟。

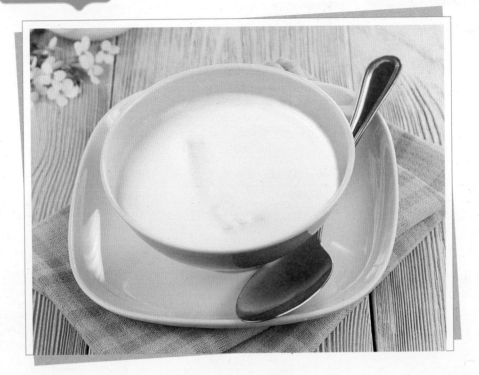

葱乳饮

原料：葱白 25 克，牛奶 100 毫升

 做法

① 在洗净的葱白上划一刀。

② 取茶杯，倒入牛奶，加入葱白。

③ 蒸锅中注入适量清水，烧开后揭开盖，放入茶杯。

④ 盖上盖，用小火蒸 10 分钟。

⑤ 关火，揭开盖，取出蒸好的葱乳饮，夹出葱段，待稍微放凉即可饮用。

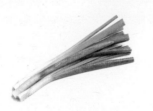

 小叮咛

牛奶具有补虚损、益肺胃、生津润肠等功效；葱白有通阳活血、发汗解表的功效，主治风寒感冒轻症。

生姜红枣茶

原料：生姜、红枣丁各35克
调料：红糖40克

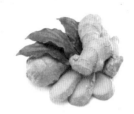

· 做法 ·

① 处理好的生姜切成片，再切成丝，待用。
② 蒸汽萃取壶接通电源，往内胆中注入适量清水至水位线。
③ 放上漏斗，倒入红枣丁、生姜丝，扣紧壶盖，按下"开关"键。
④ 选择"萃取"功能，机器进入工作状态。
⑤ 待机器自行运作5分钟，指示灯跳至"保温"状态。
⑥ 断电后取出漏斗，将药茶倒入杯中，饮用前放入适量红糖即可。

· 小叮咛 ·

生姜有散寒发汗、化痰止咳等功效，宝宝在感冒期间食用，有助于增强免疫力，早日康复。

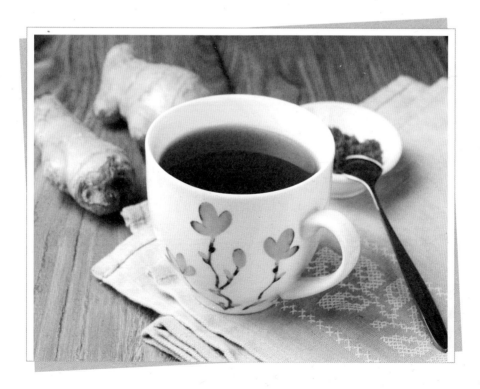

夜 啼

　　婴儿白天能安静入睡，入夜则啼哭不安，时哭时止，或每夜定时啼哭，甚至通宵达旦，称为夜啼。中医认为，宝宝夜啼多因受惊或者小儿脾寒、神气未充、心火上乘、食积等身体不适所致。

饮食原则

☑　1. 尽量选择母乳喂养，适当喂给宝宝温开水，添加降火的辅食，缓解宝宝上火的症状。

☒　2. 孕妇及哺乳期妇女不可过食寒凉及辛辣热性食物。

☒　3. 不要把宝宝喂得过饱。由于儿童新陈代谢旺盛，过度的食物摄入会造成积食，引起肠胃不适，导致夜晚不能正常睡眠。

护理要点

1. 良好的睡眠环境：给宝宝创造一个良好的睡眠环境，是孩子睡得安稳的重要保障。睡前应先让宝宝排尿，室温要适宜，床品要轻、软、干燥，并保持安静的室内环境。

2. 睡前不可太兴奋：按时睡觉，养成早睡早起的良好作息规律。在宝宝入睡前0.5～1小时内，应让宝宝安静下来，避免睡前玩得过度兴奋，影响孩子的睡眠质量。

3. 注意与婴儿沟通时的态度语气：如果婴儿夜间惊醒，应用温柔的语气安慰宝宝，可以抱抱婴儿。房间最好不要开灯，因为光线的突然变化会对宝宝产生不良影响。

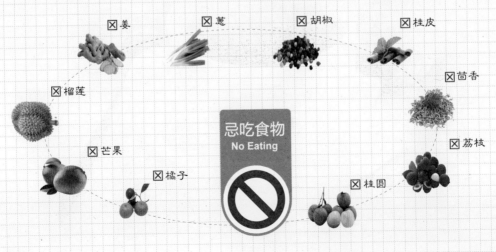

☒姜　☒葱　☒胡椒　☒桂皮　☒茴香　☒榴莲　☒芒果　☒橘子　☒桂圆　☒荔枝

忌吃食物
No Eating

● 按摩保健法：

【穴位定位】

印堂：位于额部，当两眉头之中间处。

肝俞：于背部，第9胸椎棘突下，旁开1.5寸。

胆俞：于背部，第10胸椎棘突下，旁开1.5寸。

脾俞：位于背部，第11胸椎棘突下，旁开1.5寸处。

膻中：位于胸部的前正中线上，两乳头中间处，平第4肋间隙。

中脘：位于上腹部前正中线上，脐上4寸。

神门：仰掌，位于腕横纹尺侧端凹陷处。

足三里：位于小腿外侧，犊鼻穴下3寸，距胫骨外侧约1横指。

三阴交：位于小腿内侧，当足内踝尖上3寸，胫骨内侧缘后方。

【操作方法】

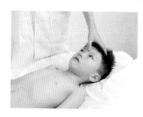

①患儿仰卧，医者用拇指指尖掐压印堂穴，以每秒钟1次的频率有节奏地掐压穴位30次。

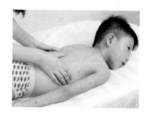

②医者用拇指指腹依次点揉双侧肝俞穴、胆俞穴、脾俞穴的穴位中心，各1分钟。

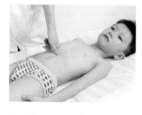

③患儿仰卧，医者用拇指指腹依次对准膻中穴、中脘穴的穴位中心揉按，各推揉30次。

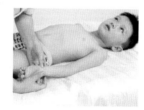

④拇指指腹以点2下揉3下的频率，点揉神门穴、足三里穴、三阴交穴各2分钟，力度适中。

● 艾灸保健法：

【穴位定位】

百会：位于正中线与两侧耳廓尖连线交叉点，后发际上7寸。

中脘：位于上腹部前正中线上，脐上4寸处。

神阙：位于人体腹中部，脐中央。

三阴交：位于小腿内侧，当足内踝尖上3寸。

涌泉：位于足部足底中线前1/3的凹陷处。

【操作方法】

①用艾条温和灸法灸治百会穴10分钟。

②将燃着的艾灸盒放于中脘穴和神阙穴上灸治10分钟，以穴位皮肤潮红为度。

③用艾条温和灸法灸治三阴交穴10分钟，对侧以同样方法操作。

④用艾条温和灸法对着涌泉穴灸治，每次灸10分钟，对侧以同样的方法操作。

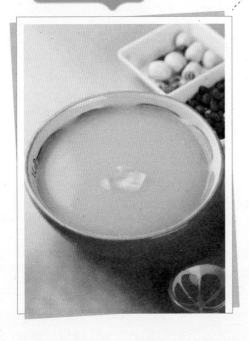

莲子百合红豆米糊

原料： 水发大米 120 克，水发红豆 60 克，水发百合 40 克，水发莲子 75 克

• 做法 •

① 取豆浆机，倒入大米、红豆、莲子、百合。

② 注入适量清水，至水位线即可。

③ 盖上豆浆机机头，选择"五谷"程序，再选择"开始"键，开始打浆。

④ 待豆浆机运转约 40 分钟，即成米糊。

⑤ 断电后取下机头，倒出米糊。

⑥ 装入碗中，待稍微放凉后即可食用。

• 小叮咛 •

莲子性平、味甘涩，具有养心安神的功效，搭配除烦的百合同食，能有效改善婴幼儿夜啼的症状。

马齿苋薏米绿豆汤

原料： 马齿苋 40 克，水发绿豆 75 克，水发薏米 50 克

调料： 冰糖 35 克

• 做法 •

① 将洗净的马齿苋切段，备用。

② 砂锅中注入适量清水烧热，倒入备好的薏米、绿豆，拌匀。

③ 盖上盖，烧开后用小火煮约 30 分钟。

④ 揭盖，倒入马齿苋，用中火煮约 5 分钟。

⑤ 揭盖，倒入冰糖，拌匀，煮至溶化。

⑥ 关火后盛出煮好的汤料即成。

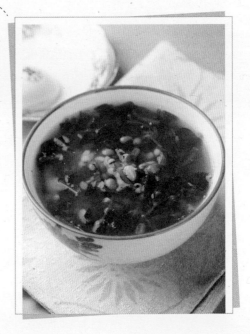

• 小叮咛 •

马齿苋具有清热解毒、消肿止痛的功效，有助于缓解患儿因烦热引起的夜啼。

秀珍菇粥

原料：秀珍菇 45 克，糯米粉 78 克

• 做法 •

① 洗净的秀珍菇切丝，再切碎。

② 往糯米粉中注入适量清水，搅拌匀，待用。

③ 奶锅中注水烧热，倒入秀珍菇，稍稍搅拌片刻。

④ 煮沸后倒入糯米糊，持续搅拌，煮至米粥黏稠。

⑤ 关火后将煮好的食材盛出，装入碗中即可。

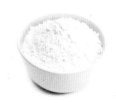

• 小叮咛 •

糯米有补中益气、健脾养胃等功效，搭配秀珍菇煮粥，清淡易消化，能增强宝宝的免疫力。

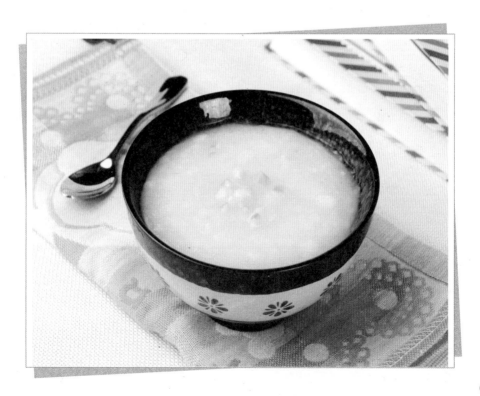

多汗

　　小儿多汗是指患儿在安静状态下,即使室温不高也出汗不止,甚至大汗淋漓,多发生在2～6岁。婴幼儿时期,宝宝的代谢机能较强且喜欢活动,出汗常比成人量多,往往表现为自汗和盗汗。

饮食原则

☑　1. 宜食滋阴的食物:中医认为,盗汗是由于阴阳失调、腠理不固而致汗液外泄失常,属于阴虚的症状。因此,在日常生活中,应多食用一些养阴生津的食物。

☒　2. 忌食辛辣、刺激、上火的食物,如花椒、桂皮、韭菜及芳香调料等。

☒　3. 忌食坚硬食物:小儿多汗与体质虚弱有关,特别是与消化系统功能较弱有关,所以最好不要吃过于坚硬的食物,以免对消化系统产生不良刺激,或加重消化系统负担。

护理要点

1. 衣被不宜过厚:患儿宜选择透气性好、吸水性强的棉质衣料,不要穿过厚,以免加重宝宝出汗。

2. 注意身体清洁:患儿应勤洗澡,以保持皮肤清洁,过多的汗液积聚,容易导致皮肤溃烂并引发皮肤感染。

3. 及时就医:孩子多汗,且出现情绪急躁、心慌、心悸、眼球突出、食欲亢进而体重不增等症状时应及时就医。

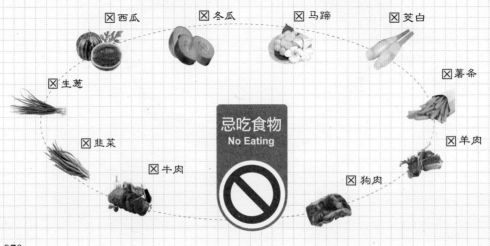

☒西瓜　☒冬瓜　☒马蹄　☒茭白　☒薯条　☒生葱　☒羊肉　☒韭菜　☒牛肉　☒狗肉

忌吃食物
No Eating

●按摩保健法：

【穴位定位】

天河水：位于前臂正中，自腕至肘，呈一直线。

小天心穴：位于大小鱼际交界处凹陷中，内劳宫穴之下，总筋之上。

脾经：位于拇指末节螺纹面。

肾经：位于小指末节螺纹面。

神门穴：位于腕掌侧横纹尺侧端，尺侧腕屈肌腱的桡侧凹陷处。

涌泉穴：位于足掌心前 1/3 与 2/3 交界处。

【操作方法】

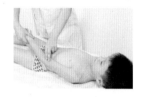

①如图，医者食指和中指并拢清天河水200次。

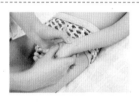

②医者用拇指指腹揉小天心穴100次。

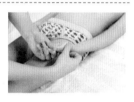

③医者用拇指指腹直推脾经100次。

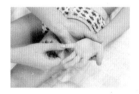

④医者用拇指螺纹面着力，旋推肾经200次。

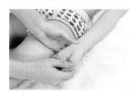

⑤医者用拇指指腹顺时针揉按神门穴100次。

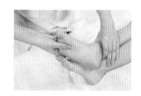

⑥医者用拇指指腹揉按涌泉穴，揉按100次。

●艾灸保健法：

【穴位定位】

神阙：位于腹中部，脐正中。

关元：位于腹正中线，脐下 3 寸处。

命门：位于背部，第二腰椎棘突下凹陷中。

肾俞：位于背部，第二腰椎棘突下，旁开 1.5 寸处。

【操作方法】

①将燃着的艾灸盒放于神阙穴、关元穴上灸治 10 分钟，以穴位上皮肤潮红为度。

②将燃着的艾灸盒放于命门穴和肾俞穴上灸治 10 分钟，以穴位上皮肤潮红为度。

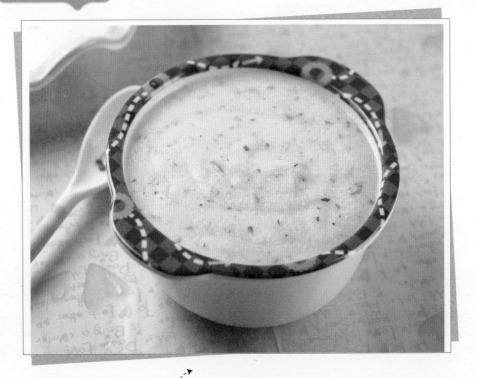

山药杏仁糊

原料：山药 180 克，小米饭 170 克，杏仁 30 克
调料：白醋少许

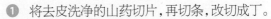
做法

① 将去皮洗净的山药切片，再切条，改切成丁。

② 锅中注入适量清水烧开，倒入切好的山药。

③ 加入少许白醋，拌匀，煮 2 分钟至熟透，把煮熟的山药捞出装盘。

④ 取榨汁机，把山药倒入榨汁杯中，加入小米饭、杏仁，倒入适量清水，选择"搅拌"功能，榨成糊。

⑤ 将山药杏仁糊倒入汤锅中，用勺子持续搅拌匀，再用小火煮约 1 分钟。

⑥ 把煮好的山药杏仁糊盛出，装入碗中即可。

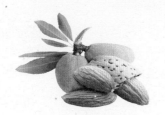

小叮咛

山药含有的黏液质、胡萝卜素等营养物质，具有补中益气、健脾补虚的功效，能帮助多汗患儿止汗。

葱白炖姜汤

原料： 姜片 10 克，葱白 20 克

调料： 红糖少许

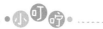 **做法**

① 砂锅中注入适量清水，用大火烧热。

② 倒入备好的姜片、葱白，拌匀。

③ 盖上盖，烧开后用小火煮约 20 分钟至熟。

④ 揭开盖，放入红糖，搅拌匀。

⑤ 关火后盛出煮好的姜汤即可。

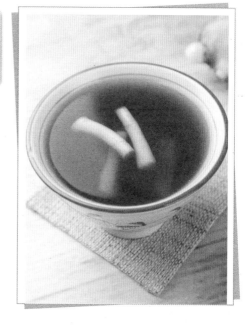

小叮咛

姜片的煮制时间可以适当久些，这样更有利于其活性物质的析出。

糯米桂圆红糖粥

原料： 桂圆肉 35 克，水发糯米 150 克

调料： 红糖 40 克

 做法

① 砂锅中注入适量清水烧开。

② 放入洗净的糯米、桂圆，搅拌均匀。

③ 盖上盖，用小火煮 30 分钟至其熟透。

④ 揭盖，加入红糖。

⑤ 搅拌匀，煮至红糖溶化。

⑥ 关火后盛出煮好的粥，装入碗中即可。

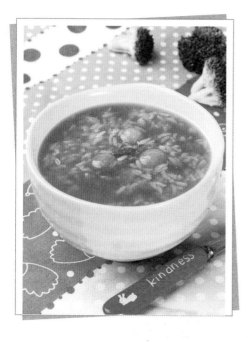

小叮咛

糯米有补虚、止汗等作用；桂圆具有补益安神的功效，本品特别适合阴虚多汗的幼儿食用。

便秘

　　小儿便秘是指婴幼儿大便异常干硬，引起排便困难，患儿排便时会因肛门疼痛而哭闹不安，多日便秘的小儿还会出现精神不振、缺乏食欲、腹胀等症。便秘严重时可影响到儿童的记忆力和智力发育，还可能导致遗尿、大小便失禁等症状。

饮食原则

☑　1. 注意饮食营养：增加蔬菜水果及富含膳食纤维食物的摄入，既能促进胃肠蠕动，又能补充营养。

☑　2. 多喝水：大量摄取水分有助于软化粪便，并起到润滑肠道的作用。无论是白开水还是果汁，每天应保证摄入 6~8 杯的量来防治便秘。

☒　3. 忌食过于精细的食物：太精细的食物进入人体后，缺乏残渣，对结肠运动的刺激较少，不利于粪便的排出。

护理要点

1. 加强运动：督促、引导儿童多到户外进行运动，根据儿童的年龄和身体情况，选择合适的运动方式，以增强体质、促进排便。

2. 养成良好的排便习惯：每日应定时排便，建立良好的排便规律；排便的环境和姿势要舒适，免得抑制便意、破坏排便习惯。

3. 慎用泻药：对于便秘患儿，未经医生的许可，不要轻易给他服用泻药和灌肠剂，以免造成不良反应或产生药物依赖。

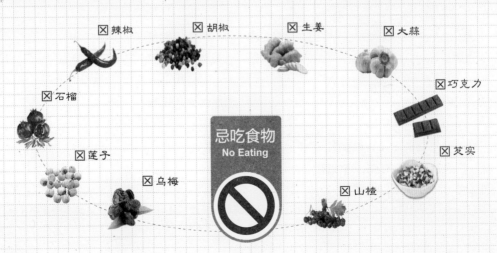

☒ 辣椒　　☒ 胡椒　　☒ 生姜　　☒ 大蒜　　☒ 巧克力　　☒ 石榴　　☒ 莲子　　☒ 乌梅　　☒ 山楂　　☒ 芡实

忌吃食物
No Eating

● 按摩保健法：

【穴位定位】

天枢：位于脐中旁开2寸。

合谷：位于第1、第2掌骨间，第2掌骨桡侧中点。

足三里：位于犊鼻穴下3寸，胫骨外侧1横指。

大肠经：位于食指桡侧缘，自指尖至虎口成一直线。

大肠俞：位于第4腰椎棘突下，旁开1.5寸。

【操作方法】

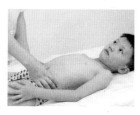

①如图，医者用拇指依次揉按两侧天枢穴、合谷穴、足三里穴，每穴各1分钟。

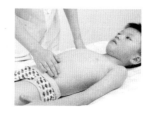

②医者搓热双掌，放在患儿的腹部上，以肚脐为中心，围绕肚脐顺时针揉按10次。

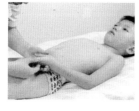

③医者用拇指指腹推按大肠经，称为清大肠，推按10次。对侧以同样的方法操作。

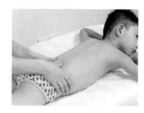

④患儿俯卧，医者用拇指指腹顺时针方向揉按大肠俞穴，1分钟即可。

● 艾灸保健法：

【穴位定位】

天枢：位于脐中旁开2寸。

足三里：位于犊鼻穴下3寸，胫骨外侧1横指。

上巨虚：位于小腿前外侧，当犊鼻下6寸。

大肠俞：位于第4腰椎棘突下，旁开1.5寸。

小肠俞：位于骶嵴旁1.5寸，平第1骶后孔。

【操作方法】

①用角刮法从上而下刮拭两侧的天枢穴20次。

②用角刮法从上往下刮拭足三里穴到上巨虚穴20次。

③用面刮法由上至下刮拭大肠俞穴到小肠俞穴20次。

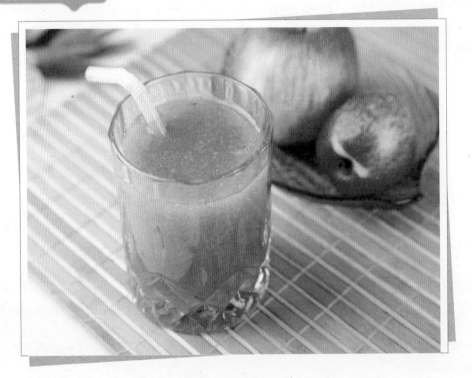

桃子苹果汁

原料： 桃子 45 克，苹果 85 克，柠檬汁少许

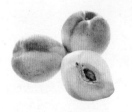

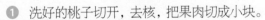

· 做法 ·

❶ 洗好的桃子切开，去核，把果肉切成小块。

❷ 洗净的苹果切瓣，去核，把果肉切成小块，备用。

❸ 取榨汁机，选择搅拌刀座组合，放入切好的苹果、桃子。

❹ 倒入备好的柠檬汁。

❺ 注入适量矿泉水。

❻ 盖上盖，选择"榨汁"功能，榨取汁水。

❼ 断电后揭开盖，倒出果汁，装入杯中即可。

· 小叮咛 ·

苹果具有益气补血等功效，桃子润肠通便，两者搭配少许柠檬榨汁，幼儿常饮可预防便秘。

菠菜粥

原料：水发大米 100 克，菠菜 45 克
调料：盐少许

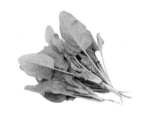

· 做法 ·

① 择洗好的菠菜切成末，备用。

② 砂锅中注入适量清水烧开，倒入洗净的大米，搅拌匀。

③ 烧开后用小火煮约 30 分钟至大米熟软。

④ 倒入菠菜末，拌煮至完全熟软，加盐，拌煮片刻至食材入味。

⑤ 关火后盛出煮好的粥，装入碗中即可。

· 小叮咛 ·

菠菜含有大量的膳食纤维，具有促进肠道蠕动的作用，利于排便，与大米搭配煮粥，能缓解便秘病情。

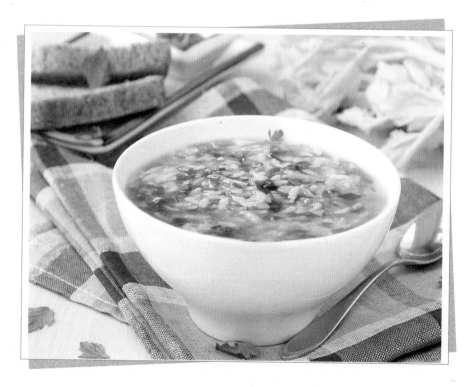

腹泻

　　小儿腹泻，是婴幼儿期的一种急性胃肠道功能紊乱综合征，以夏秋季节发病率最高。其致病原因可分为饮食不当、体质因素、感染因素和消化功能紊乱等，临床表现为大便次数增多、腹胀肠鸣、粪质稀薄及出现黏液等。严重者可导致水电解质紊乱、酸中毒等现象。

饮食原则

☑ 1. 短期禁食：腹泻发生后，需短期禁食 6~8 小时以减轻胃肠负担，为防止出现低血糖，可口服 5% 葡萄糖糖水。

☑ 2. 预防脱水：宝宝腹泻时会消耗大量的水分，可用大麦茶等进行补充，防止脱水。

☑ 3. 注意饮食状态：病情得到控制后，可先从流质食物至半流质食物，再到软饭，逐步过渡，并保持应少食多餐的饮食习惯。

护理要点

1. 注意腹部保暖：日常应该注意孩子的腹部保暖，避免因腹部受凉使胃肠道功能出现异常，从而导致小儿腹泻的发生。

2. 增强体质：注意小儿体格锻炼，可让其多参与户外活动，以提高对自然环境的适应能力，增强机体抵抗力，避免疾病感染。

3. 加强体弱幼儿护理：营养不良、佝偻病及病后体弱小儿要加强护理，注意饮食卫生，对轻型腹泻应及时治疗，以免拖延成重型腹泻。

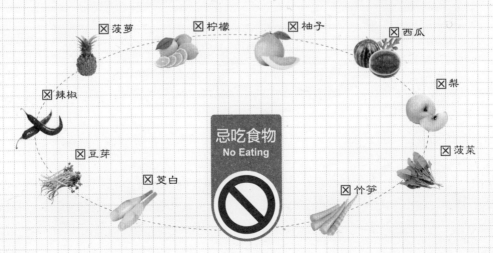

☒菠萝　☒柠檬　☒柚子　☒西瓜　☒辣椒　☒梨　☒豆芽　☒茭白　忌吃食物 No Eating　☒竹笋　☒菠菜

● 按摩保健法：

【穴位定位】

神阙：位于腹中部，脐中央。

中脘：位于上腹部，前正中线上，当脐上 4 寸。

天枢：位于脐中旁开 2 寸。

劳宫：位于手掌心，第 2、第 3 掌骨之间。

足三里：位于犊鼻穴下 3 寸，距胫骨外侧约 1 横指处。

脾俞：于背部，第 11 胸椎棘突下，旁开 1.5 寸。

胃俞：于背部，第 12 胸椎棘突下，旁开 1.5 寸。

【操作方法】

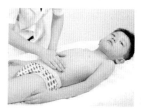
①如图，先顺时针方向再逆时针方向摩腹 5 分钟，然后再用拇指指腹揉按神阙穴 5 分钟。

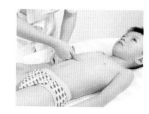
②医者用拇指指腹以顺时针方向分别按揉中脘穴、天枢穴，各按揉 20 ~ 30 次。

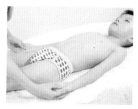
③医者用拇指指腹以顺时针方向按揉劳宫穴、足三里穴，按揉 20 ~ 30 次。

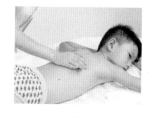
④如图，医者顺时针揉按脾俞、胃俞 5 分钟，再拇指指腹点按胃俞和脾俞，每穴 2 分钟。

● 艾灸保健法：

【穴位定位】

中脘：位于上腹部，前正中线上，当脐上 4 寸处。

神阙：位于人体腹中部，脐中央。

天枢：位于人体腹部，脐中旁开 2 寸处。

关元：位于腹部正中线上，脐下 3 寸处。

足三里：犊鼻穴下 3 寸，距胫骨缘外侧约 1 横指处。

上巨虚：小腿前外侧，犊鼻下 6 寸，距胫骨前缘 1 横指。

三阴交：小腿内侧，足内踝尖 3 寸，胫骨内缘后方。

脾俞：背部，第 11 胸椎棘突下，旁开 1.5 寸处。

肾俞：位于背部，第 2 腰椎棘突下，旁开 1.5 寸。

【操作方法】

①将两个燃着的艾灸盒放于中脘穴、神阙穴、天枢穴、关元穴上灸治 10 分钟，以穴位上皮肤潮红为度。

②用艾条回旋灸法灸治足三里穴和上巨虚穴 10 分钟，对侧以同样的方法操作。

③用艾条温和灸法灸治三阴交穴 10 分钟，对侧以同样方法操作。

④涂抹适当的凡士林后，将燃着的艾炷粘置在脾俞穴和肾俞穴上灸治 3 ~ 4 壮。

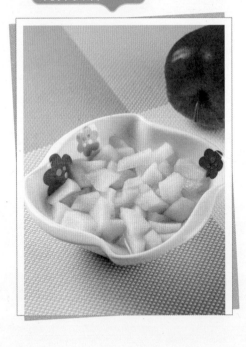

蒸苹果

原料：苹果 1 个

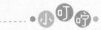

• **做法** •

① 将洗净的苹果对半切开，削去外皮。

② 把苹果切成瓣，去核，切成丁。

③ 把切好的苹果丁装入碗中。

④ 将装有苹果的碗放入烧开的蒸锅中。

⑤ 盖上盖，用中火蒸 10 分钟；揭盖，将蒸好的苹果取出。

⑥ 冷却后即可食用。

• **小叮咛** •

苹果所含的果胶属于可溶性纤维，比较细腻，对肠道的刺激很小，对小儿腹泻有收敛作用。

胡萝卜西红柿汤

原料：胡萝卜 30 克，西红柿 120 克，鸡蛋 1 个，姜丝、葱花各少许
调料：盐少许，鸡粉 2 克，食用油适量

• **做法** •

① 去皮的胡萝卜切成薄片，西红柿切成片。

② 鸡蛋打入碗中，搅拌均匀，待用。

③ 锅中倒入适量食用油烧热，放入姜丝，爆香。

④ 倒入胡萝卜、西红柿、清水，煮 3 分钟。

⑤ 加入盐、鸡粉，搅拌均匀至食材入味。

⑥ 倒入蛋液，边倒边搅拌，至蛋花成形，关火后盛出锅中食材，撒上葱花即可。

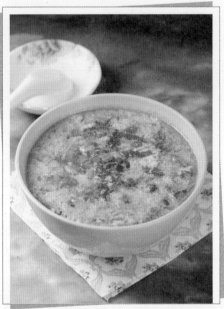

• **小叮咛** •

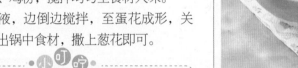

胡萝卜能调节腹泻引起的酸碱失衡，又能止泻抗菌，与西红柿搭配食用，有助于腹泻幼儿的康复。

嫩南瓜豆腐饼

原料：嫩南瓜、面粉各 100 克，豆腐 90 克
调料：盐 1 克，葡萄籽油 10 毫升

• 做法 •

① 洗净的嫩南瓜去皮，切碎；洗好的豆腐装碗，用筷子夹碎。

② 倒入切碎的嫩南瓜、面粉，边倒入少许清水边不停搅拌，加入盐，搅匀成饼糊。

③ 热锅中倒入葡萄籽油，取适量饼糊放入锅中，煎至饼糊底部微黄。

④ 翻面，煎约 30 秒至双面焦黄，将煎好的嫩南瓜豆腐饼装盘即可。

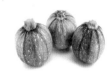

• 小叮咛 •

嫩南瓜口感脆嫩，具有消食、健脾止泻的功效，宝宝腹泻期间食用对病情有改善作用。

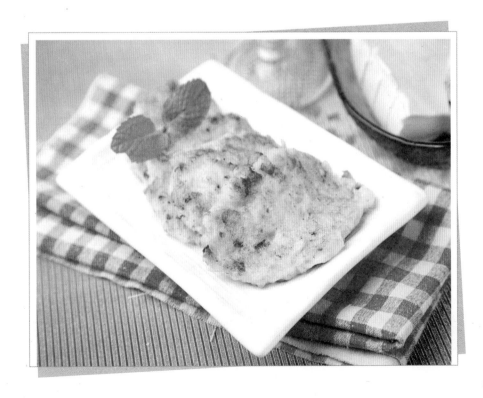

厌食

　　小儿厌食症是指小儿较长期食欲减退或食欲缺乏为主的症状，是一种慢性消化性功能紊乱综合征，常见于 1 ~ 6 岁的小儿。如不及时调整，容易导致宝宝营养不良、发育迟缓、贫血、佝偻病及免疫力低下等，严重者还会影响小儿身体生长和智力发育。

饮食原则

☑　1. 多种食物搭配：遵循营养均衡的膳食原则，在饮食结构上采用荤素搭配、米面搭配、颜色搭配的方法。食谱常变化，不断地变换口味，使孩子对吃饭有新鲜感，从而增进食欲。

☑　2. 合理喂养：4 个月内的婴儿最好采用纯母乳喂养，之后再按顺序合理添加辅食，切勿操之过急。小儿饮食以主副食为主，不乱加额外的"营养食品"。

☒　3. 忌强迫进食：孩子只有在饥饿时才会有好食欲，因此家长不必强迫孩子进食，更不应动不动就责骂孩子，以免引起孩子的逆反心理，加剧厌食情绪。

护理要点

1. 创造愉快的进食环境：提供造型可爱、色彩鲜艳的餐具和餐椅，让宝宝坐在餐桌前与大人一同用餐，慢慢培养孩子自己吃饭的能力。

2. 加强体育锻炼：适当增加小儿的运动量，促使胃肠蠕动加快，消化液分泌增加，使胃肠道消化和吸收功能增强，从而增进食欲。

3. 定时检查：带患儿到正规医院的儿科进行全面细致检查，排除可能导致厌食的慢性疾病，排除缺铁、缺锌等微量元素缺乏的致病因。

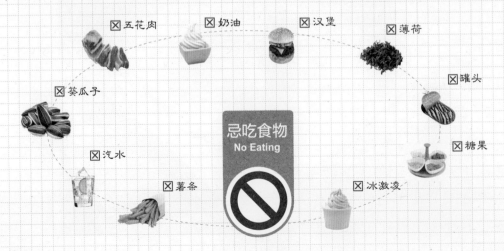

☒五花肉　☒奶油　☒汉堡　☒薄荷　☒罐头　☒糖果　☒冰激凌　☒薯条　☒汽水　☒葵瓜子

忌吃食物 No Eating

●按摩保健法：

【穴位定位】

中脘：位于腹中线，当脐上 4 寸。

神阙：位于人体腹正中线，脐中央处。

天枢：位于脐中旁开 2 寸。

足三里：位于犊鼻穴下 3 寸，距胫骨外侧 1 横指。

脾俞：位于背部，第 11 胸椎棘突下，旁开 1.5 寸。

胃俞：位于背部，第 12 胸椎棘突下，旁开 1.5 寸。

膀胱俞：位于骶正中嵴旁开 1.5 寸，平第 2 骶后孔。

【操作方法】

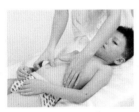
①如图，医者用拇指指腹从中脘推到神阙 10 ~ 15 次。以神阙为中心，绕肚脐揉 2 ~ 3 分钟。

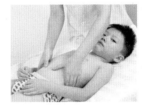
②医者用大拇指指腹分别点按两侧的天枢穴、足三里穴，至穴位处皮肤潮红发热为度。

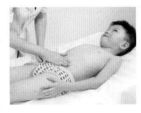
③患儿仰卧，医者用右手手掌以神阙穴为中心，顺时针揉按 2 ~ 3 分钟。

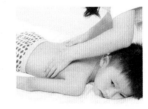
④患儿俯卧，医者从脾俞穴和胃俞穴开始往下推至膀胱俞穴，推 10 次。

●艾灸保健法：

【穴位定位】

足三里：位于小腿外侧，犊鼻穴下 3 寸。

三阴交：位于小腿内侧，足内踝尖上 3 寸。

脾俞：位于第 11 胸椎棘突下，旁开 1.5 寸。

胃俞：位于第 12 胸椎棘突下，旁开 1.5 寸。

【操作方法】

①用面刮法刮拭足三里穴，至皮肤潮红发热出痧即可。

②用角刮法从上往下刮拭三阴交穴，至皮肤潮红出痧为度。

③用面刮法从上往下刮拭脾俞穴和胃俞穴，至潮红出痧为度。

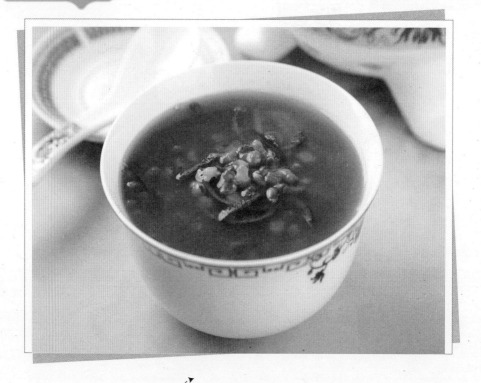

陈皮绿豆汤

原料： 水发绿豆 200 克，水发陈皮丝 8 克
调料： 冰糖适量

• 做法 •

① 砂锅中注入适量清水，用大火烧开。

② 倒入备好的绿豆，搅拌匀。

③ 盖上锅盖，大火煮开后转小火煮 40 分钟至其熟软。

④ 揭开锅盖，倒入泡软的陈皮，搅匀。

⑤ 盖上锅盖，续煮 15 分钟。

⑥ 揭开锅盖，倒入冰糖，搅匀，煮至溶化。

⑦ 关火后将煮好的绿豆汤盛出，装入碗中，待稍微放凉后即可食用。

小叮咛

绿豆含有维生素 A、B 族维生素、钙、磷、铁等营养成分，具有清热消暑、改善食欲等功效，适合幼儿食用。

小米山药饭

原料：水发小米 30 克，水发大米、山药各 50 克

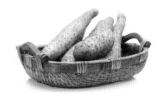

做法

① 将洗净去皮的山药切小块。

② 备好电饭锅，打开盖，倒入山药块、洗净的小米和大米，注入适量清水，搅匀。

③ 盖上盖，按功能键，调至"五谷饭"图标，进入默认程序，煮至食材熟透。

④ 按下"取消"键，断电后揭盖，盛出煮好的山药饭即可。

小叮咛

小米、大米和山药都是健脾益胃的佳品，适量食用，对脾胃虚弱引起的小儿厌食有改善作用。

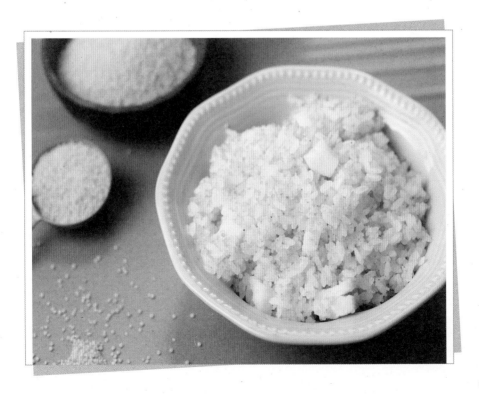

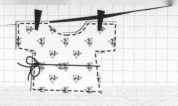

肥 胖

　　肥胖症是指体内脂肪堆积过多或分布异常，体重增加的一种慢性代谢性疾病。肥胖症分两大类，无明显病因者称单纯性肥胖症，儿童大多数属此类；有明显病因者称继发性肥胖症，常由内分泌代谢紊乱、脑部疾病等引起。

饮食原则

☑ 1. 进食体积大而热量低的食物：食物的体积在一定程度上会使肥胖儿童产生饱腹感，故应鼓励其多吃体积大而热能低的蔬菜类食品，如胡萝卜、青菜、黄瓜、莴笋等。

☑ 2. 宜饭前喝汤：饭前喝几口营养丰富、低热量的汤，可以产生饱腹感，还可以使胃内食物充分贴近胃壁，增强饱腹感，从而使食欲下降，放缓吃饭的速度。

☑ 3. 按需补充营养：每天摄入的总能量应根据个人的具体情况，按肥胖症营养配餐方案计算；蛋白质、脂肪、糖类、矿物质、维生素等营养素的摄取量也应精确计算，按需补充营养。

护理要点

1. 培养对运动的兴趣：培养孩子对运动的兴趣，同时选择多样的运动，如太极拳、乒乓球、慢跑、快速行走、柔软的体操等，家长最好陪同进行，每天运动 1 小时左右，可以逐渐增加时间，但要避免剧烈运动。

2. 勿过分担忧：有些家长对子女的肥胖过分忧虑，到处求医，经常对患儿的进食习惯指责，干预过甚。这些都可引起患儿的精神紧张，甚至产生对抗心理，应注意避免。

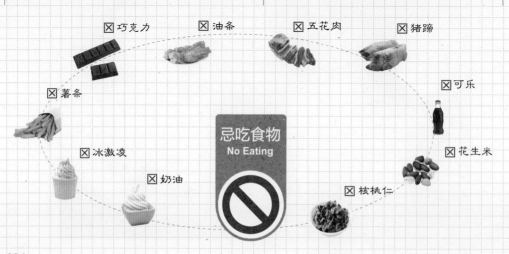

⊠ 巧克力　⊠ 油条　⊠ 五花肉　⊠ 猪蹄　⊠ 可乐　⊠ 薯条　⊠ 冰激凌　⊠ 奶油　⊠ 花生米　⊠ 核桃仁

忌吃食物
No Eating

● 按摩保健法：

【穴位定位】

关元：位于下腹部，前正中线上，脐下 3 寸。

足三里：位于犊鼻穴下 3 寸，距胫骨前嵴 1 横指。

丰隆：位于小腿前外侧，当外踝尖上 8 寸。

【操作方法】

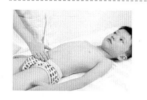

①如图，医者用手掌以环形摩擦患儿腹部关元穴及周围 6 分钟，然后搓揉患儿四肢 5 分钟。

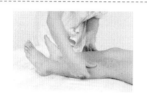

②医者用拇指指腹按足三里穴、丰隆穴，力度微重，分别揉按 5 分钟，以局部有酸胀感为宜。

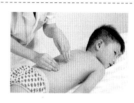

③医者用手掌拍击患儿背部，力度适中，从上向下，拍击 20 次。

● 艾灸保健法：

【穴位定位】

中脘：位于上腹部，前正中线上，当脐上 4 寸处。

大椎：位于后正中线上，第 7 颈椎棘突下。

腰阳关：位于腰部，当后正中线上，第 4 腰椎棘突下凹陷中。

居髎：在髋部，当髋前上棘于股骨大转子凸点连线的中点处。

承扶：在大腿后面，臀横纹的中点。

【操作方法】

①医者取四段艾条（约 5 厘米），固定于艾灸盒顶盖上，点燃艾条一端，放于艾灸盒内。

②患儿取仰卧位，医者找到中脘穴、关元穴，将两个燃着的艾灸盒分别放于中脘穴、关元穴上，一同灸治 10 分钟，以穴位上皮肤潮红为度。

③患儿取俯卧位，医者找到大椎穴、腰阳关穴，将两个燃着的艾灸盒分别放于大椎穴和腰阳穴关上，一同灸治 10 分钟，以穴位上皮肤潮红为度。

④患儿取仰卧位，医者将艾条一端点燃，对准居髎穴，距离皮肤 2 ~ 3 厘米熏烤，以局部有温热感而无灼痛为宜，灸 10 ~ 15 分钟，至皮肤潮红为度。

⑤患儿取俯卧位，医者将艾条一端点燃，对准承扶穴，予以雀啄灸法，灸 10 分钟，至皮肤潮红为度。

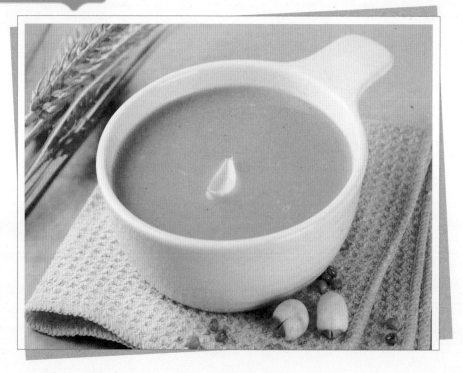

百合莲子绿豆浆

原料： 水发绿豆 60 克，水发莲子、百合各 20 克
调料： 白糖适量

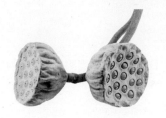

• 做法 •

① 将已浸泡的绿豆倒入碗中，加适量清水，搓洗干净，倒入滤网中，沥干水分。

② 将洗好的绿豆、莲子、百合倒入豆浆机中，注入适量清水，至水位线即可。

③ 盖上豆浆机机头，选择"五谷"程序，再按"开始"键打浆。

④ 待豆浆机运转约 15 分钟，即成豆浆。

⑤ 把豆浆倒入滤网中，滤取豆浆，放入白糖，搅拌均匀至其溶化。

⑥ 待稍微放凉后即可饮用。

 • 小叮咛 •

绿豆中含有一种球蛋白和多糖，能促进动物体内胆固醇在肝脏分解成胆酸，减少脂肪的堆积。

天门冬萝卜汤

原料： 胡萝卜 90 克，猪瘦肉 120 克，天门冬 15 克

调料： 盐、鸡粉、白胡椒粉各 2 克

·【做法】·

1. 胡萝卜洗净、去皮，切成滚刀块；洗净的猪瘦肉切块。

2. 锅中注入适量清水烧开，倒入瘦肉，余片刻，捞出。

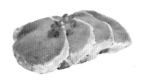

3. 砂锅中注入适量清水烧开，倒入瘦肉、胡萝卜、天门冬，搅拌匀，煮开后转小火煮至熟软。

4. 加入盐、鸡粉、白胡椒粉，搅拌至食材入味。

5. 关火，将煮好的汤盛出，装入碗中即可。

·小叮咛·

萝卜可降血脂、软化血管、稳定血压，常食可预防肥胖儿童出现冠心病、胆结石等病症。

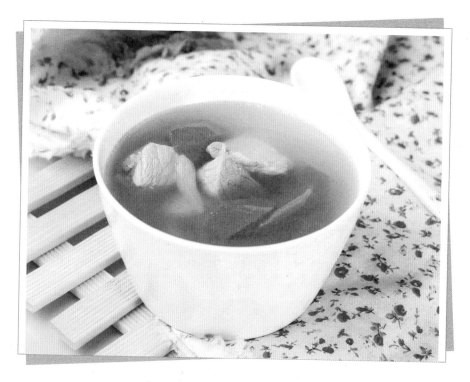

荨麻疹

荨麻疹又叫"风疹块"，是小儿常见的一种过敏性皮肤病。荨麻疹分为急性和慢性两种。小儿荨麻疹多是过敏反应所致，包括摄入过敏食物，如鸡蛋、奶制品、虾蟹等；吸入过敏物，如花粉等；感染细菌、病毒、肠寄生虫等也易引发过敏，导致荨麻疹。

饮食原则

☑ 1. 多吃清热、凉血、解毒的食物，如白菜、菠菜、芹菜、茼蒿、丝瓜、豆芽等。

☑ 2. 多喝水或热汤，这样不但有利于将身体内的毒素排出，利于退热，还可以促进血液循环，使皮疹容易发透。

☒ 3. 尽量避免食用一些容易引起过敏的食物，如鸡蛋、奶制品、菠萝、蘑菇、蚕豆、大蒜、草莓、西红柿等。

☒ 4. 忌食黄鱼、虾、蟹、羊肉等发物，以及芥末、咖喱、花椒等辛辣刺激类调料。

护理要点

1. 远离过敏原：孩子出现荨麻疹之后，家长要注意观察引起小儿荨麻疹的过敏原，避免再次接触可疑过敏原，停服、停用引起过敏的药品。

2. 保持皮肤清洁、干燥：孩子要保持皮肤干燥清洁，尤其是流涎的小儿，否则容易出现皮肤糜烂，引起继发感染等。

3. 室内要保持通风、干燥：孩子活动的地方，不要放置可能引起过敏的花卉，也不要喷洒杀虫剂、清香剂等化学药物，保持通风、干燥。

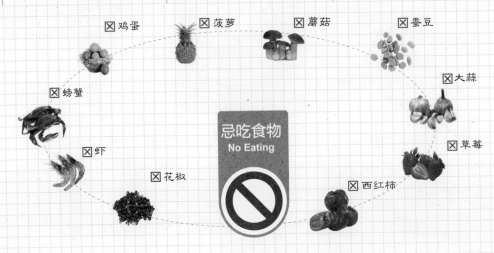

☒鸡蛋　☒菠萝　☒蘑菇　☒蚕豆　☒大蒜　☒螃蟹　☒虾　☒花椒　☒西红柿　☒草莓

忌吃食物
No Eating

● 按摩保健法：

【穴位定位】

风池：位于后颈部，胸锁乳突肌与斜方肌上端之间的凹陷处。

风府：位于后正中发际直上 1 寸，枕外隆骨突下，两侧斜方肌之间的凹陷处。

风门：于背部，第 2 胸椎棘突下，旁开 1.5 寸。

脾经：位于拇指末节螺纹面。

大肠经：于食指桡侧，自指尖至虎口，呈一直线。

血海：位于大腿内侧，髌底内侧端上 2 寸处，股四头肌内侧头的隆起。

风市：位于大腿外侧部的中线上，直立，手下垂于体侧，中指尖所到处即是。

足三里：于犊鼻穴下 3 寸，距胫骨外侧约 1 横指。

膻中：位于胸部正中线上，当两乳头中间，平第 4 肋间隙。

【操作方法】

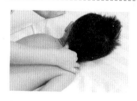

①合并拇指、食指，用指腹点揉风池穴 2 ~ 3 分钟。

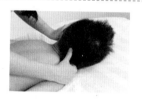

②用拇指指腹点按风府穴 2 ~ 3 分钟。

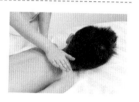

③用单掌横擦双侧的风门穴，反复操作 5 ~ 10 次。

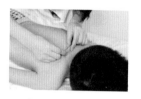

④以拇指及食指、中指捏挤风门穴，反复操作 5 ~ 10 次。

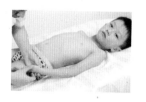

⑤用拇指推按脾经、大肠经各 3 分钟，力度适中，对侧以同样方法操作。

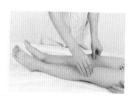

⑥用拇指和食指、中指对称地捏拿血海穴，捏拿 5 ~ 10 次。

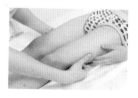

⑦用拇指顺时针方向按揉风市穴、足三里穴，每穴各按揉 50 ~ 100 次。

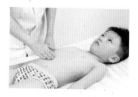

⑧以掌心对准肚脐，顺时针摩动 5 分钟。

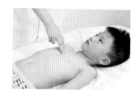

⑨用食指、中指指腹点按膻中穴 2 ~ 3 分钟，力度稍轻。

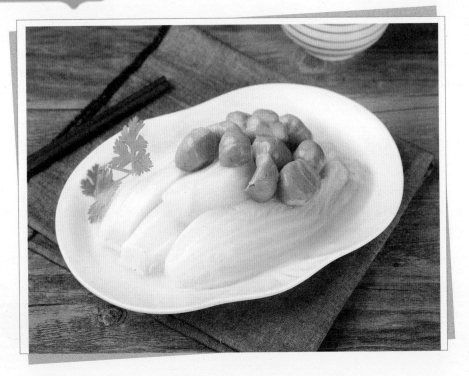

板栗煨白菜

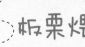

原料: 白菜 400 克,板栗肉 80 克,高汤 180 毫升
调料: 盐 2 克,鸡粉少许

做法

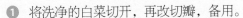

① 将洗净的白菜切开,再改切瓣,备用。

② 锅中注入适量清水,用大火烧热,倒入备好的高汤。

③ 放入洗净的板栗肉,拌匀,用大火略煮。

④ 待汤汁沸腾,放入切好的白菜,加入适量盐、鸡粉调味。

⑤ 盖上盖,用大火烧开后转小火焖约 15 分钟,至食材熟透。

⑥ 揭盖,撇去浮沫,关火后盛出,装入盘中,摆好即可。

白菜有清热除烦、解渴利尿、清肺热之效,有助于改善荨麻疹患儿的过敏症状,可经常食用。

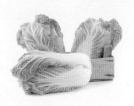

绿豆豆浆

原料：水发绿豆 100 克

调料：白糖适量

做法

1. 将已浸泡 3 小时的绿豆倒入大碗中，加入适量清水，搓洗干净。
2. 把洗净的绿豆倒入滤网中，沥干水分，转入豆浆机中，加入适量清水。
3. 盖上豆浆机机头，选择"五谷"程序，再选择"开始"键，启动豆浆机。
4. 待豆浆机运转 15 分钟，断电，取下豆浆机机头，把煮好的豆浆倒入滤网中，滤去豆渣。
5. 将豆浆倒入碗中，加入适量白糖，搅拌均匀至其溶化，稍微放凉后即可饮用。

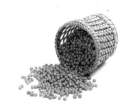

小叮咛

绿豆的有效成分具有抗过敏作用，可辅助治疗荨麻疹等过敏反应，适合患荨麻疹的宝宝食用。

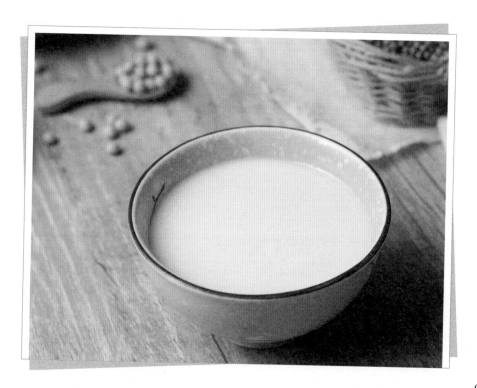

湿疹

　　湿疹是由多种复杂的内外因素引起的一种具有多形性皮损和易有渗出倾向的皮肤炎症性反应。本病病因复杂难以确定，常见原因是对食物、吸入物或接触物不耐受或过敏所致。患儿起初皮肤发红、出现皮疹，继而皮肤粗糙、脱屑，有明显瘙痒，遇热、遇湿都有可能使湿疹病情加重。

饮食原则

☒　1. 远离过敏食物：患儿切忌摄入容易导致过敏的食物。

☑　2. 补充多种营养：要控制摄入含动物性脂肪多的肉类，可多补充蔬菜、海带等碱性食物；为了有效地摄取钙质每天可吃些小鱼、脱脂牛奶和黑芝麻等。

☑　3. 添加辅食时，应由少到多一种一种地加，使孩子慢慢适应，也便于家长观察是何种食物引起的过敏。

☑　4. 给患儿多吃清淡、易消化、富含维生素和矿物质的食物，这样可以调节婴幼儿的身体状况。

护理要点

1. 穿宽松衣服： 平日里应选择较宽松的棉织品或细软布料衣物，尽量不穿化纤织物。

2. 避免皮肤刺激： 患儿要避免碱性肥皂、化妆品或者香水等物的刺激。

3. 避免孩子过胖： 肥胖的小儿患湿疹的可能性要大很多，主要因为"肥人多痰湿"。

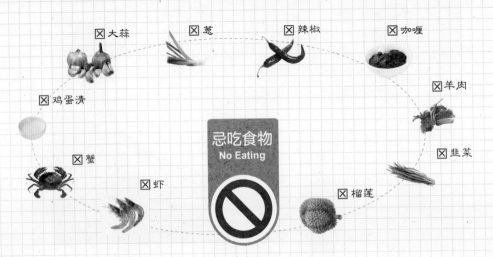

☒大蒜　☒葱　☒辣椒　☒咖喱　☒羊肉　☒鸡蛋清　☒韭菜　☒蟹　☒虾　☒榴莲

忌吃食物 No Eating

● 按摩保健法:

【穴位定位】

曲池：位于肘横纹外侧端，屈肘，当尺泽穴与肱骨外上髁连线中点。

板门：位于小儿手掌大鱼际处。

风市：位于大腿外侧部的中线上，直立，手下垂于体侧，中指尖所到处即是。

血海：位于大腿内侧，髌底内侧端上 2 寸。

足三里：位于犊鼻穴下 3 寸，距胫骨外侧约 1 横指处。

脾俞：位于背部，第 11 胸椎棘突下，旁开 1.5 寸。

胃俞：位于背部，第 12 胸椎棘突下，旁开 1.5 寸。

三焦俞：位于第 1 腰椎棘突下，旁开 1.5 寸。

【操作方法】

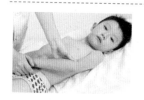

①医者用拇指指腹按揉曲池穴、板门穴，每穴各按揉 3 分钟。对侧以同样的方法操作。

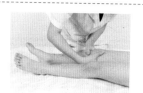

②医者用拇指指腹分别按揉风市穴、血海穴、足三里穴，各 3 分钟。对侧以同样的方法操作。

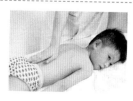

③医者用搓热的掌心，从脾俞穴开始推至胃俞穴，再推至三焦俞穴，推 10 ～ 20 次。

● 艾灸保健法:

【穴位定位】

三阴交：位于小腿内侧，足内踝尖上 3 寸。

神阙：位于腹中部，脐中央。

大椎：位于后正中线上，第 7 颈椎棘突下。

足三里：位于小腿外侧，犊鼻穴下 3 寸。

脾俞：位于背部第 11 胸椎棘突下，旁开 1.5 寸。

【操作方法】

①将燃着的艾灸盒放于神阙穴上灸治 10 分钟，以穴位上皮肤潮红为度。

②用艾条温和灸法灸治足三里穴 10 分钟，对侧以同样方法操作。

③用艾条温和灸法灸治三阴交穴 10 分钟，对侧以同样方法操作。

④将两个燃着的艾灸盒同时放于大椎穴和脾俞穴上灸治 10 分钟，以穴位上皮肤潮红为度。

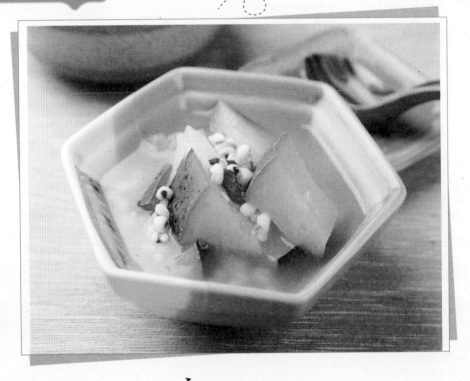

薏米炖冬瓜

原料： 冬瓜 230 克，薏米 60 克，姜片、葱段各少许

调料： 盐、鸡粉各 2 克

● 做法 ●

① 洗好的冬瓜去瓤，再切小块，备用。

② 砂锅中注入适量清水烧热。

③ 倒入备好的冬瓜、薏米，撒上姜片、葱段。

④ 盖上盖，烧开后用小火煮约 30 分钟至熟。

⑤ 揭盖，加入少许盐、鸡粉，拌匀调味。

⑥ 关火后盛出煮好的菜肴即可。

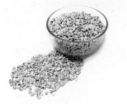

·小叮咛·

冬瓜含维生素 C、钙、磷、铁等营养成分，具有清热解毒、利水消肿的功效，可辅助防治婴幼儿湿疹。

芝麻菠菜

原料：菠菜 100 克，芝麻适量
调料：盐、芝麻油各适量

· 做法 ·

① 洗好的菠菜切成段。

② 锅中注入适量的清水大火烧开，倒入菠菜
段，煮至断生。

③ 将菠菜段捞出，沥干水分，待用。

④ 菠菜段装入碗中，撒上芝麻、盐、芝麻油，
搅拌片刻，使食材入味。

⑤ 将拌好的菠菜装入盘中即可。

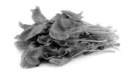

· 小叮咛 ·

本品可满足湿疹患儿对钙质、维生素的需求，且有助于预防小儿缺铁性贫血。

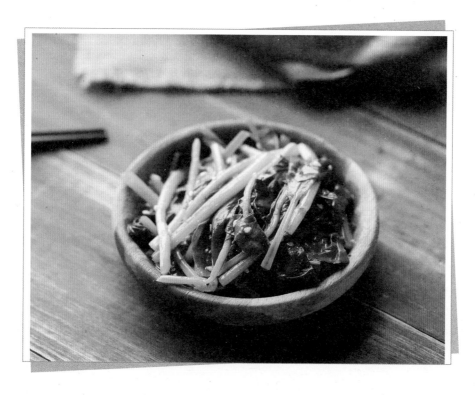

流行性腮腺炎

　　流行性腮腺炎又叫"痄腮"，多发于春季。它是由腮腺炎病毒引起的急性、全身性感染，以腮腺肿痛为主要特征，有时亦可累及其他唾液腺。早期传播途径主要是患者喷嚏、咳嗽飞沫携带的病毒，通过呼吸道传播。

饮食原则

☑ 1. 患病期间要多吃些富含营养且易于消化的半流食或软食，如绿豆粥、绿豆汤、大米粥、菜粥等。

☒ 2. 在急性期不要吃酸、辣、甜味及干硬食品，以免刺激唾液腺使之分泌液增多，加重肿痛。症状明显好转后可以吃一些促进唾液分泌的食物，以促进腮腺功能的恢复。

☒ 3. 忌吃冷饮：本病因咀嚼困难，食物不能很好地被粉碎，再加上唾液分泌不佳，消化功能有所减退，患儿高热，不宜饮用冰冻之品，以免消化不良。

护理要点

1. 少去公共场所：传染病流行期间少去公共场所，可采用腮腺炎减毒活疫苗肌注预防。

2. 隔离：孩子患了腮腺炎后，要与健康儿童隔离，以免传染。要隔离至腮肿完全消退为止。

3. 注意口腔卫生：饭后及睡觉前后家长要督促孩子用淡盐水漱口或刷牙，清除口腔及牙齿上的食物残渣，防止继发细菌感染。

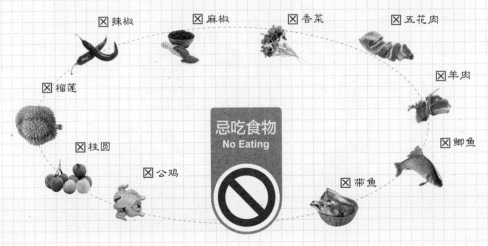

☒辣椒　☒麻椒　☒香菜　☒五花肉　☒羊肉　☒鲫鱼　☒带鱼　☒公鸡　☒桂圆　☒榴莲

忌吃食物
No Eating

● 按摩保健法：

【穴位定位】

疟腮：位于耳垂后下方，肿大的腮腺上缘。

翳风：位于耳垂后，当乳突与下颌骨之间凹陷处。

颊车：位于下颌角的前上方1横指，上下齿咬紧时，咬肌隆起处。

合谷：位于手背部，当第1、2掌骨之间，约当第2掌骨之中点。

角孙：位于头部，当耳尖直上入发际处。

【操作方法】

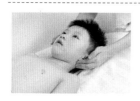

①医者食指、中指紧并，用中度手法点压疟腮穴、翳风穴及颊车穴，每秒1次，共30次。对侧以同样的方法操作。

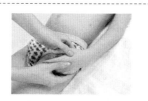

②医者拇指和食指相对置于合谷穴处，用扣掐法匀速扣掐合谷穴，约5秒一次，共10次。对侧以同样的方法操作。

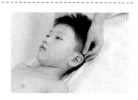

③医者用拇指和食指捏挤角孙穴，1提1捏为1次，共50次，再顺时针揉按角孙穴1分钟。

● 刮痧保健法：

【穴位定位】

人迎：位于颈部，当胸锁乳突肌的前缘，颈总动脉搏动处。

颊车：位于下颌角的前上方1横指，上下齿咬紧时，咬肌隆起处。

翳风：位于耳垂后，当乳突与下颌骨之间凹陷处。

肩井：位于胆经上，大椎穴与肩峰最高点连线之中点。

合谷：位于手背部，当第1、2掌骨之间，约当第2掌骨之中点。

【操作方法】

①患儿取仰卧位，医者找到同侧颊车穴、人迎穴，涂抹适量经络油。

②医者用刮痧板从上往下刮拭颊车穴至人迎穴，至皮肤潮红发热即可。对侧以同样方法操作。

③医者依次找到同侧翳风穴、肩井穴，涂抹适量经络油于颈部及肩周。

④医者取刮痧板从翳风穴一直刮至肩井穴，力度由轻到重，至皮肤潮红发热出痧即可。对侧以同样方法操作。

⑤医者找到一侧合谷穴，涂抹适量经络油。

⑥医者用刮痧板角部刮拭合谷穴，力度由轻到重，至皮肤潮红发热即可。对侧以同样方法操作。

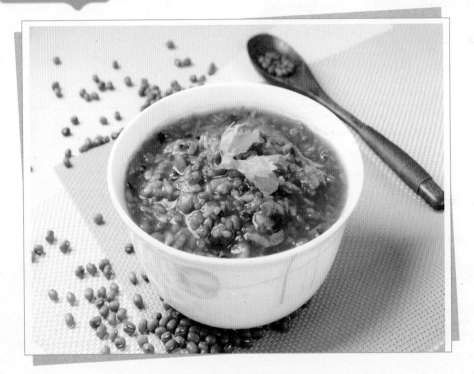

黑米绿豆粥

原料： 薏米 80 克，水发大米 150 克，黑米、糯米各 50 克，绿豆 70 克

做法

1. 砂锅中注入适量清水烧热。
2. 倒入洗净的薏米、绿豆。
3. 倒入大米、黑米、糯米，拌匀。
4. 加盖，大火煮开后转小火煮 30 分钟至食材熟软。
5. 揭盖，稍微搅拌片刻使其入味。
6. 关火，将煮好的粥盛出，装入碗中即可。

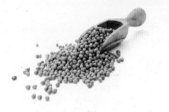

小叮咛

绿豆具有利水消肿、清热解毒的功效，患有流行性腮腺炎的儿童食用，有助于缓解腮腺肿痛。

芦笋马蹄藕粉汤

原料：马蹄肉 50 克，芦笋 40 克，藕粉 30 克

● 做法 ●

① 将洗净去皮的芦笋切丁。

② 洗好的马蹄肉切开，改切成小块。

③ 把藕粉装入碗中，倒入适量温开水，调匀，制成藕粉糊，待用。

④ 砂锅中注入适量清水烧热，倒入切好的食材，拌匀。

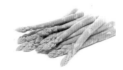

⑤ 用大火煮约 3 分钟，至汤汁沸腾。

⑥ 倒入之前调好的藕粉糊，拌匀，至其溶入汤汁中。

⑦ 关火后盛出煮好的藕粉汤，装入碗中即成。

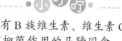

● 小叮咛 ●

芦笋含有 B 族维生素、维生素 C 等，搭配有抑菌作用的马蹄同食，能有效缓解患儿发热、腮腺肿痛等症状。

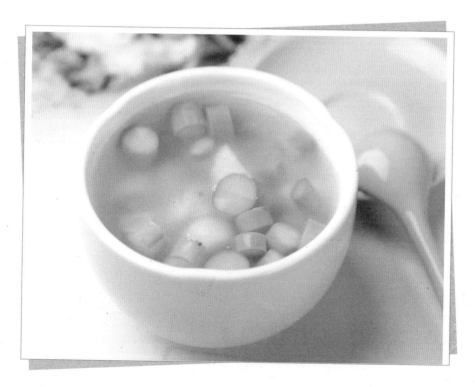

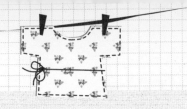

手足口病

手足口病是由多种肠道病毒引起的传染病，以婴幼儿发病为主，多发生于4岁以下儿童。其感染途径包括消化道、呼吸道及接触传播，四季均可发病，以夏秋季高发。该病传染性强，传播途径复杂，在短时间内即可造成较大规模流行。

饮食原则

☑ 1. 发病初期以牛奶、豆浆、米汤、蛋花汤等流质食物为主，要注意少食多餐，以维持基本的营养需要。

☑ 2. 多喝水：白开水可促进人体的新陈代谢并且使之发汗，帮助降低体表温度，促使机体康复，有助于缓解手足口病的症状。

☒ 3. 饮食温度不宜过高：食用过热的食物可能会刺激破溃处引起疼痛，不利于病症愈合。

护理要点

1. 消毒：患儿用过的玩具、餐具或其他用品应彻底消毒，一般多用含氯的消毒液浸泡及煮沸消毒，不宜蒸煮或浸泡的物品可置于日光下暴晒。

2. 保持空气清新：患儿居室应空气新鲜，温度适宜，定期开窗通风，最好每日进行空气消毒。

3. 保持口腔清洁：每次餐后用温水漱口，预防细菌继发感染。

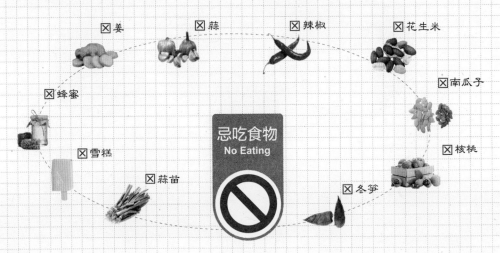

☒姜　☒蒜　☒辣椒　☒花生米　☒南瓜子　☒核桃　☒冬笋　☒蒜苗　☒雪糕　☒蜂蜜

忌吃食物 No Eating

● 按摩保健法：

【穴位定位】

肺经：位于无名指末节螺纹面。

合谷：位于手背部，当第 1、2 掌骨之间，约当第 2 掌骨之中点。

小天心：位于手掌大小鱼际交接处的凹陷中。

天河水：位于前臂正中，自腕至肘，成一直线。

肝经：位于食指末节螺纹面。

三关：位于前臂桡侧阳池至曲池，成一直线。

内八卦：以掌心为圆心，从圆心到中指指根的 2/3 为半径的圆。

中脘：位于腹中线，肚脐眼上 4 寸。

膻中：位于两乳头连线的中点。

丰隆：位于外踝尖上 8 寸，胫骨前缘外侧 1.5 寸，胫骨之间。

肺俞：位于背部，第 3 胸椎棘突下，旁开 1.5 寸。

【操作方法】

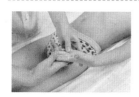

①医者用拇指自患儿的无名指指腹向指根直推 100 次。

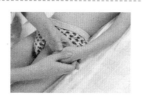

②医者用拇指掐揉合谷穴、小天心穴，掐揉 100 ~ 200 次。

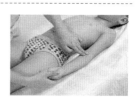

③医者用食指、中指分别推天河水、三关，各操作 100 ~ 200 次。

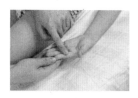

④自患儿食指指腹向指根处直推 100 ~ 200 次。

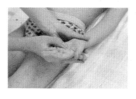

⑤用拇指顺时针掐运内八卦，掐运 100 次。

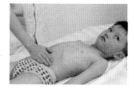

⑥用手掌围绕肚脐顺时针再逆时针按揉 20 次。

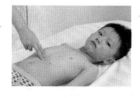

⑦医者用食指、中指顺时针揉按中脘穴、膻中穴 1 ~ 2 分钟。

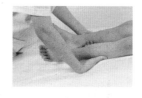

⑧医者用拇指指腹揉按丰隆穴，揉按 1 ~ 2 分钟。

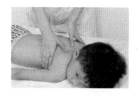

⑨医者用拇指指腹揉按肺俞穴 2 ~ 3 分钟。

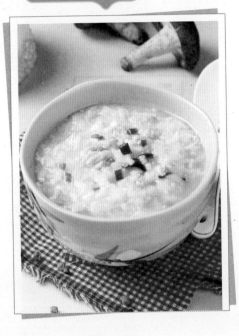

香菇瘦肉粥

原料： 水发大米 400 克，香菇 10 克，瘦肉 50 克，蛋清 20 克，姜末、葱花各少许

调料： 盐 2 克，鸡粉 3 克，胡椒粉适量

做法

1. 洗净的瘦肉切成末，洗好的香菇切成丁。
2. 砂锅中注水烧开，倒入大米，煮至米粒变软。
3. 放入瘦肉、香菇、姜末，续煮至食材熟软。
4. 加入盐、鸡粉、胡椒粉、蛋清、葱花，拌匀。
5. 将煮好的粥盛出，装碗即可。

小叮咛

香菇含多糖、多种氨基酸和维生素，有助于增强儿童免疫力，并有效防治手足口病。

乌龙面蒸蛋

原料： 乌龙面 85 克，鸡蛋 1 个，水发豌豆 45 克，上汤 120 毫升

调料： 盐 1 克

做法

1. 砂锅中注水烧开，放入洗净的豌豆。
2. 用中火煮约 10 分钟，至断生，捞出。
3. 乌龙面切小段；鸡蛋打入碗中，搅散。
4. 加入上汤，倒入乌龙面、豌豆，加盐拌匀。
5. 取蒸碗，倒入拌好的材料，蒸锅上火烧开，放入蒸碗，用中火蒸至食材熟透。
6. 取出蒸好的食材即可。

小叮咛

乌龙面易于消化吸收，与鸡蛋搭配食用，可改善患儿食欲，并帮助增强免疫力。

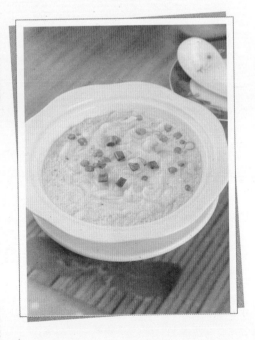